ココアはカラダとココロを温める

賢者の飲み物12の秘密

著 亀井優徳・間藤 卓

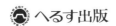
へるす出版

序 文

　今，この本を手にしている貴方は，きっと心のなかで "医者が書いたココアの宣伝本か" と思われたことでしょう。でも，それは違います。なぜ，そう断言できるのか。それは，私はこの本に書かれたココアに関する一連の研究の "目撃者" だからです。

　著者の一人である間藤卓先生が，私が所属する救命救急センターの同僚だった頃の話です。ココアの研究の端緒は「チョコレートを食べたら，傷が治った」という別の医師の休憩室での "たわいない" 発言でした（「創傷治癒促進効果」p37〜に）。そのとき，間藤先生は何かを感じたのか，私に「ココアの研究がしたい」と言ったのです。この本に書かれた多くの研究の出発点は，まさにこの瞬間にあったと思います。セレンディピティ（素敵な偶然に巡り合う），それは，"心ある人間" にしか見つけられないことなのかもしれません。

　その後，共同研究者を求めて森永製菓の研究所（営業部ではなく！）に間藤先生と出かけ，そこで本書のもう一人の著者である亀井優徳氏に出会いました。亀井氏は企業にありながら研究者として真摯に仕事をしてこられた優秀な方です。その後，二人を中心に次々とココアに関する新しい知見が得られていきました。さらに，チョコレート・ココア国際栄養シンポジウムにも参加し（このような学会があることを知りませんでした！），多くの研究者と出会い，研究のテーマは広がっていきました。それゆえ，本書は，私の目の前で繰り広げられた "ココアの研究史" でもあるのです。そのようなことも，行間から感じながら，お楽しみいただければと存じます。

埼玉医科大学総合医療センター病院長

堤　　晴彦

CONTENTS

序　文 1

● 賢者のココア
　古代の賢人たちが口にした"神様の食べ物"は今 5

● 冷え性改善効果
　寒い冬には温かいココアを飲んで温まりましょう！ 11

● 抗インフルエンザウイルス効果
　冬の大敵，インフルエンザに備えましょう！ 19

● ウォーミングアップ効果の持続
　寒い冬の運動前にはココアを飲んで
　十分なウォーミングアップ！ 27

● 創傷治癒促進効果
　医療や介護の分野でもココアは活躍！ 37

● 排便コントロール効果
　さっぱりして爽快な毎日を！ 47

● ココアの抗酸化効果
　過剰な活性酸素の抑制！ 54

● 大腸内での水素産生調整効果
　ココアと牛乳はすばらしいパートナー！ 63

● 老化抑制効果
　脳内の「Mato 細胞」を観察して 75

● 中性脂肪の蓄積抑制効果
　ココアに思いがけない効果 87

● 歯周病予防効果

いつまでも，自分の歯でおいしく食べましょう！ ----- 94

● ピロリ菌に対する抗菌効果

胃炎，胃潰瘍および胃がんを予防！ ----- 109

● 下痢原性細菌に対する抗菌効果

食中毒に注意しましょう！ ----- 117

文献一覧 ----- 124

あとがき ----- 131

謝辞・著者略歴 ----- 132

COLUMN

ココア摂取の注意点 ----- 35

皮膚の老化とココアの抗酸化効果 ----- 62

服薬補助剤の開発；小児～高齢者まで

飲む側・飲ませる側の負担軽減を目指して ----- 70

カカオ豆の生産およびココアとチョコレートの

製造法の違い ----- 82

出世魚？　見た目と呼び名が変わります ----- 86

歴史にみるチョコレート・ココアの発見と広がり ----- 103

漫画／カット　こしのりょう

賢者のココア

古代の賢人たちが口にした
"神様の食べ物"は今

コ　コアと聞けば何を思い浮かべるでしょうか。子ども
　　たちが好きな甘くておいしい飲み物，または寒い冬
の日に温まる飲み物でしょうか？

　このように現在では老若男女に愛されているココアです
が，その原料となるカカオ豆は，1753年にスウェーデンの
科学者カルル・フォン・リンネが「テオブロマ・カカオ（学
名：*Stercurliaceae Theobroma Cacao*）」と名づけたカカオの
樹の果実の中にある種子を発酵，乾燥させたものです。"テ
オブロマ"とは「神様の食べ物」を意味しています。

　実はココアの原料となるカカオの利用は，今から3000
年以上前に始まっていたことが古代文明の遺跡からも明ら
かにされています。メキシコ湾沿いのオルメカ文明（紀元
前1500年〜400年頃）の遺跡からは，炭化したカカオが出
土しているそうです。また，マヤ文明やアステカ文明では
カカオが貨幣として使われていたとの記録も残っていま
す。さらに，滋養強壮や万能薬として王侯貴族のみが口に
できる貴重な飲み物であったともいわれています。

　古代から現代に至るまで，カカオ豆から作られるココア

やチョコレートが連綿と愛されつづけたのは，その独特の香りとおいしさ，安全性，そして，何か身体によさそう，などの魅力を人々が感じていたからでしょう。

　このような歴史を背景に，近年になってココアやチョコレートに関する数々の機能性研究が蓄積され，その機能性の多様性が注目を集めています。本書では，約20年にわたりわれわれが研究してきた健康長寿に貢献が期待できるココアの機能性について紹介していきます。

　なお，ココアの機能性については『在宅新療0-100』（へるす出版）に"COCO A LIFE　ココア習慣のすすめ"として連載しました（2018年11月号〜2019年11月号）。

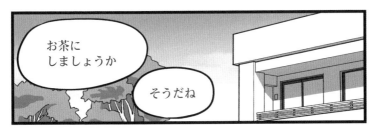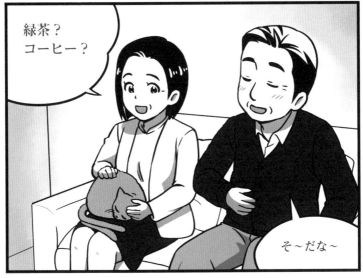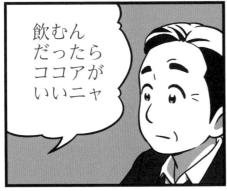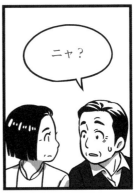

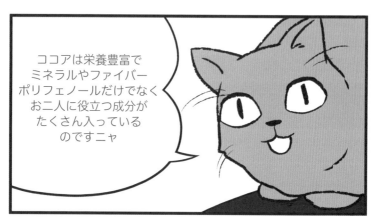
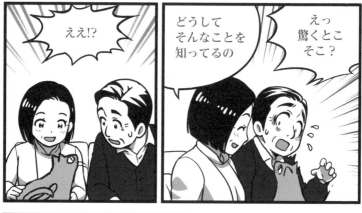
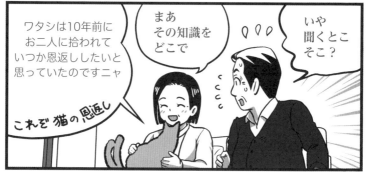

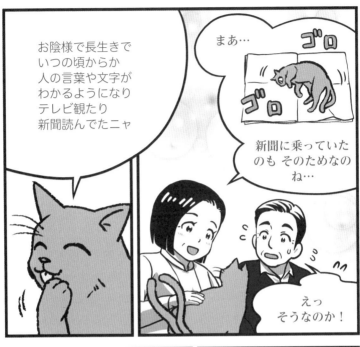

Memo

冷え性改善
効果

寒い冬には温かいココアを
飲んで温まりましょう！

　最初の機能性は，ココアが好まれる寒い季節および超高齢社会で期待される機能性です。

　皆さんが「冬だなあ」と思うときはいつですか？

　例えばココアの CM。あれをテレビで観たら，「ああ，冬だなあ」なんて思いませんか？

　例年に比べて冷夏であったり，秋風が吹きはじめるのが早いと，そして冬が例年以上に寒いと，その年のココアの売り上げは伸びるそうです。この理由は，冬にココアを飲んだ人の感想として「ホッとして温まる」がよく聞かれることからも理解できます。

　冷え性には多くの原因があるといわれており，またその症状のなかでも大きなものとして，身体の末梢の血液循環が悪くなり，手足や腰が冷えてしまい不快に感じる症状があげられます。女性に多いと思われがちな冷え性ですが，最近では男性にも増えているといわれています。また，冬季だけではなく夏季にも，オフィスや電車の中で冷房が強すぎて冷えを感じる人は多いといわれています。夏のオフィスでカーディガンやひざ掛けをよくみかけることからも想像できるでしょう。

　多くの人を悩ませる冷えですが，しかし，ココアを飲んで「ホッとして温まる」という感覚を裏づける，具体的な科学的データはほとんど見当たらなかったのです。そこでわれわれは，ココアとほかの嗜好飲料を比較しながら，ココアの冷え性改善効果の科学的データを取得することにしました。

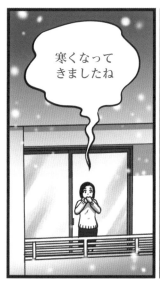
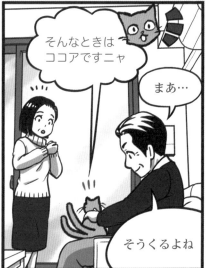
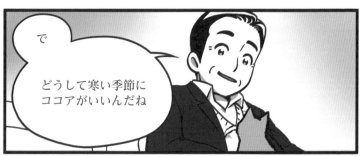
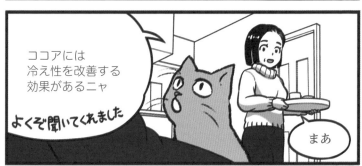

冷え性改善効果

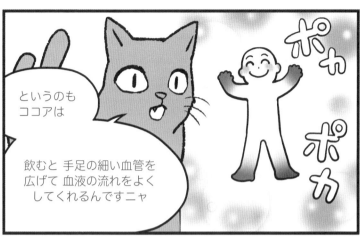

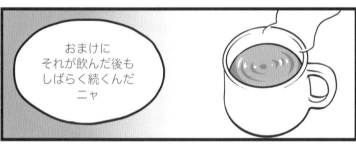

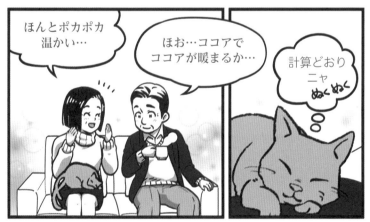

冷え性にココアが効く？

　ココアのもつ"冷え性改善効果"を示す結果が、体表面温度や身体の末梢の血流量を測定することによって得られました。

　われわれの研究では、冷えやすい体質、いわゆる「冷え性」を自覚する若い女性を対象に、ココアおよびほかの嗜好飲料が、この冷え性に対してどのような効果を発揮するかを比較しました[1]。試験に参加した12名の女性には、試験開始2時間30分前から飲食を控え、実験室に集合後30分間安静な状態を保ってもらいました。なお、実験室内の温度は夏の空調が過度に効いている状態を再現し25℃としました（空調の推奨温度は28℃）。静かに座っていると手足の先が冷えてくる温度です。試験飲料は70〜75℃の4種類のホット飲料（ココア、コーヒー、緑茶、白湯）を100 mLとし、1日に1種類の飲料をそれぞれ1週間の間隔を空けて飲んでもらいました。飲用前の手の甲の体表面温度を測定後、試験飲料を飲み、その後5分間隔で体表面温度を測定しました。体表面温度測定には、医用サーモグラフィー「インフラアイ®」（日本光電工業製）を用いました。

　その結果ですが、興味深いことにホットココアを飲んだ場合に、ほかの飲料と比較して手の甲の表面温度が高くなり、長い時間その状態を保つことが明らかになりました（図1）[1]。この試験結果が「末梢血管の血行がよくなったことによる」との仮説を検証するため、次にわれわれは手の指先の血流量を測定してみました。パルスオキシメータと呼ばれる装置のデータを応用して指先の血流量を測定した結果、コーヒーと比較して長時間血流量が増加していることが確認できました（図2）[1]。

冷え性改善効果

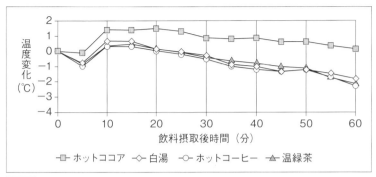

図1 手の甲の表面温度の変化(ホットドリンク)
💡 ホットココアは温め効果を長時間維持
〔文献1) より引用〕

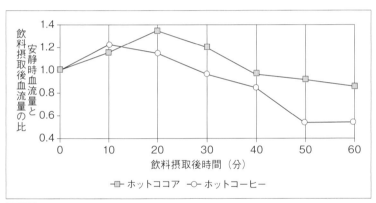

図2 手の指先血流量の変化(ホットドリンク)
💡 ホットココアは手の指先の血流量増加を長時間維持
〔文献1) より引用〕

ココアなら,アイスでも過度に冷えない

また,アイス飲料でも同条件で試験を行ったところ,さらに興味深いことがわかりました。少し寒い条件で冷たい飲料を摂取する

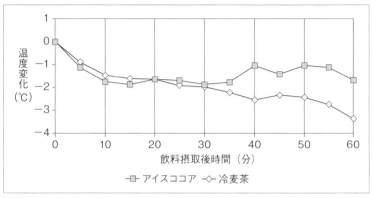

図3 手の甲の表面温度の変化（アイスドリンク）
💡 アイスココアは冷えの程度を抑制
〔文献1）より引用〕

と，時間とともに手の甲の表面温度は低下しました（図3)[1]。冷たいものを飲むと身体が冷えるというのはあながち間違いではないのです。しかし，アイスココアの場合，冷麦茶と比較して温度の低下が小さく，飲用後30分過ぎから元の温度に戻ろうとする変化が観察されたのです。手の指先の血流測定でも，アイスココアではいったん血流量が下がるものの，20分過ぎから血流量が回復する程度が大きく，サーモグラフィーで測定した手の甲の表面温度変化の時間推移とよく似通っていることを確認することができました（図4)[1]。これらのことから，ココアの冷え性改善効果は，末梢血管の血流量改善が大きな要因であると考えています。また，夏の冷房が効いた部屋で冷たいものを飲みたいけれど，身体を必要以上に冷やしたくないという場合は，アイスココアがお勧めということになります。

　同様の研究は，滋賀県立大学の灘本知憲先生のグループも行い，温度や湿度が厳密に制御された研究室で，ホットココアとカロリーを合わせた温スープなどとの比較検討をしています。われわれが

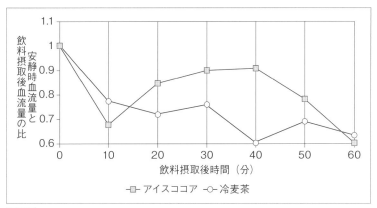

図4 手の指先血流量の変化（アイスドリンク）
💡 アイスココアは手の指先の血流量低下を抑制
〔文献1）より引用〕

行った手の甲のサーモグラフィーにより身体の末梢部分の温度を測定するのではなく，身体の多くの場所に温度センサーを装着し体表面温度を測定した結果は，2009年に日本食品科学工学会誌に発表[2]され，ココアの冷え性改善効果が詳しく示されています。

手足が温まり入眠促進の効果も

灘本先生が行った多くの研究のなかから，とくに興味深い結果を1つ紹介しましょう。冷え性の人は手足が冷え，寒い冬の夜などはなかなか寝つけないといわれています。そこで就寝時を想定し，飲料（60℃）摂取15分後に仰臥位で手足を布団の中に入れ，体表面の温度変化を測定しました。その結果，身体の末梢で温度上昇が大きく，とくに足の指先での温度上昇が顕著となりました（図5）[2]。このことから，足の指先が冷えて寝つきが悪いと感じる冷え性の人の入眠促進効果が期待できると考えられます。灘本先生とはその後共

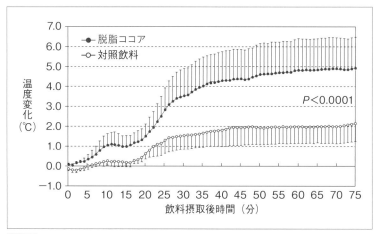

図5 飲料摂取後の足の指先の表面温度変化
💡 寝る前にココアを飲むと布団の中で手足がポカポカに
〔文献2）より引用〕

同研究を行い、ココアに含まれるテオブロミンが冷え性改善効果の1つの要因であることを2014年の日本農芸化学会で報告しました。

なお、テオブロミンはカカオに特徴的に多く含まれる成分で、それ自体にリラックス効果があると考えられていますが、ポリフェノールの一種であり機能性の高いエピカテキンの吸収を高めることも明らかになっています[3]。

冬はもちろん夏にも、身体の末梢の血液循環が悪くなりがちで冷え性を自覚する人は、一度ココアを試してみてはいかがですか？

●この研究でご指導いただいた方々●

- 灘本知憲　滋賀県立大学名誉教授（当時・滋賀県立大学人間文化学部生活栄養学科教授）
- 森紀之　同志社女子大学生活科学部食物栄養科学科准教授（当時・滋賀県立大学人間文化学部生活栄養学科助教）
- 協力：日本光電工業株式会社

抗インフル
エンザウイ
ルス効果

冬の大敵，インフルエンザに備えましょう！

今ではほとんどの人がご存じのポリフェノール。ココアにもポリフェノールが豊富に含まれています。そして，ココアに限らずこのポリフェノールがウイルスに対して効果を発揮するらしいという情報が研究を始めた2005年当時すでにありました。

毎年寒い冬の季節になると，インフルエンザの流行が話題に上ります。「ココアは昔から冬に多く飲まれているし，ポリフェノールを多く含んでいるのだから，身体が温まる以外にひょっとしたらインフルエンザにも効果があるかもしれない」，そんな興味からわれわれは研究を始めました。

インフルエンザは，インフルエンザウイルスの感染により起こる感染症で流行性感冒とも呼ばれます。主に寒い冬に流行し，急な発熱，喉や関節の痛みなど，かぜ症候群と区別がつきにくいものもありますが，その一方，小児や高齢者が感染すると重篤な状態になることもある危険な感染症です。このように，人々の生活に大きな影響を与えるインフルエンザですが，ココアの効果については報告が少なく，あまり知られていませんでした。そこで，われわれはインフルエンザウイルスに対するココアの感染予防効果を明らかにし，その効果成分についても検討することにしました[4]。

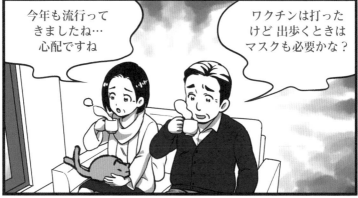

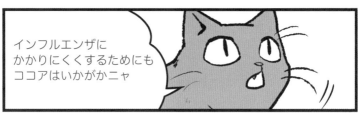

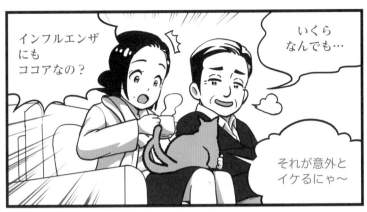
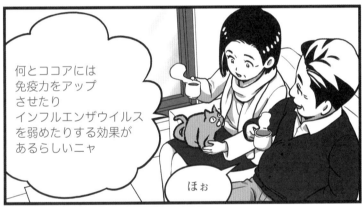
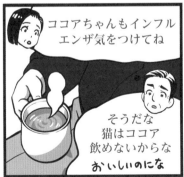
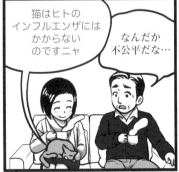

通常飲んでいるココアがインフルエンザに効果？

　まず，インフルエンザの原因となるインフルエンザウイルスに対する感染抑制効果を，試験管内において調べました。インフルエンザウイルスに対する効果を試験管内で調べるってちょっと変ですが，やり方はこうです。まずココアの熱水抽出液を段階的に希釈していき，MDCK細胞（インフルエンザウイルス研究に使用される細胞）に対するインフルエンザウイルスの感染を50％に減少させることができるココアの濃度を調べました。試験に用いたインフルエンザウイルスはA型が2種類，B型が1種類，そして鳥インフルエンザウイルスが2種類です。その結果，5種類すべてのインフルエン

表1 各種インフルエンザウイルスに対する試験管内での抗ウイルス活性

インフルエンザウイルスの種類	IC_{50}（%）※
・A型インフルエンザウイルス	
A/New Caledonia/20/99（H1N1）	1.8
A/Wyoming/3/03（H3N1）	0.2
・B型インフルエンザウイルス	
B/Shanghai/361/02	1
・鳥インフルエンザウイルス	
A/Turkey/Ontario/7732/66（H5N9）	0.04
A/Kyoto/04（H5N1）	0.004

※インフルエンザウイルスの感染を50％抑制するココア熱水抽出液の濃度

💡 **ココアは各種のインフルエンザウイルスに対して効果を発揮**

〔文献4）より引用〕

ザウイルスに対してココア熱水抽出液は感染抑制効果を示し，私たちが通常飲んでいるココアの濃度（3〜10％）以下の濃度で高い効果を発揮していました（表1）[4]。

ワクチンとは異なる
ココアの抗インフルエンザメカニズム

さて，インフルエンザの予防には，ワクチンを接種することは皆さんもよくご存じだと思います。インフルエンザワクチンを接種したときに期待される効果は，インフルエンザウイルスの感染・発症を抑制する"抗体"と呼ばれる免疫成分が体内にできることです。ただちょっと残念なことに，これはワクチンに含まれているインフルエンザウイルスの型にのみ特異的に効果を示します。しかし，何とココアの場合は5種類すべてのインフルエンザウイルスに対して感染抑制効果を示したことから，"抗体"とは異なるメカニズムで感染を抑制していると考えています。この効果を示すココア中に含まれている成分を検討したところ，1つはココアポリフェノールであることがわかりました。しかし，ポリフェノールを除けるだけ除いても，残りの成分が感染抑制効果を示すことから，ポリフェノール以外にもインフルエンザウイルスの感染を抑制できる成分が存在していると考えています。

次に，マウスのインフルエンザウイルス感染に関するモデル試験を用いて，ココア熱水抽出液のマウス生存率改善効果を調べました。まずマウスに，ココア熱水抽出液をインフルエンザウイルス感染前の4日間連続して与えました。そのマウスで調べたところ，インフルエンザウイルスを感染させたマウスの生存率はココア投与群のほうが統計的に有意に高いことが明らかになりました（図6）[4]。この試験では，1日当たりのココアの投与量はマウス（平均体重17

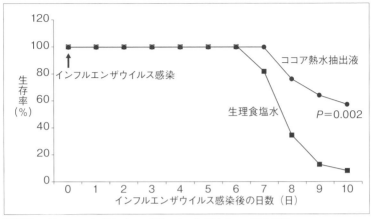

図6 インフルエンザウイルス感染マウスに対するココアの効果
💡 ココアは生体でも抗インフルエンザ効果を発揮
〔文献4) より引用〕

g) 1匹当たり10%熱水抽出液を0.1 mLとしました。この試験の結果をヒトに体重比で当てはめると、体重60 kgの成人に10%ココアを約353 mL与えることになります。これは、10%ココアを1日に2〜3杯摂取することに相当しますから、マウスとヒトで多少違いがあるとしても、生存率を高めるのに必要なココアの量は私たちが通常飲むことができる現実的な量であることがわかります。

ココアに自然免疫力増強の可能性が

さて、これらの良好な結果が得られたので、ココアの抗インフルエンザウイルス効果をヒトで確かめることができないか検討することにしました。マウスでの結果から、インフルエンザウイルス感染前のココア経口投与が、インフルエンザウイルス感染に対し予防的に働くことが示されました。このことから、ココアはマウスの免疫能を活性化してインフルエンザウイルスの感染・発症を抑制できた

抗インフルエンザウイルス効果

可能性があると仮説を立てました。そして、ヒトを対象にした試験において、インフルエンザウイルスワクチン接種時にココアを摂取することで、ワクチンの免疫賦活効果をココアがさらに高めることができるか否かを試験することにしたのです[5]。試験には、健康な成人男女123名に参加してもらい、年齢や性別に差がないように考慮して、ココアを摂取する群とココアを飲まない群の2群に分けました。ココア摂取はワクチン接種の前後合わせて3週間行いました。要するに、毎日ココアを飲んでいる人はインフルエンザに対する抵抗力が高くなるか？ についての検証になります。この試験で調べたのは、ワクチン接種で期待されるインフルエンザウイルスに対して働く中和抗体価（ワクチンに含まれるインフルエンザウイルスの型と特異的に反応して病原性を低下または失活させる抗体）と、さらにNK活性（ナチュラルキラー活性と呼ばれるすべての人がもっている自然免疫力の一つで、ウイルス感染の初期に働き、ウイルス感染細胞を障害・除去する能力）としました。試験の結果、ココアを摂取した群と摂取しない群の2群間で、中和抗体価には有意な差がなく、2群ともに十分に高いワクチン接種の効果が確かめられました。これは、ココアはワクチンの効果をさらに高めることはないけれど、妨害もしないということを意味します。一方、NK活性においては2群ともに上昇したのですが、ココア摂取群のほうが摂取しない群に比較してより高い活性が得られることが明らかとなりました（図7）[5]。つまり、インフルエンザワクチン接種時にココアを一緒に飲んでいるとNK細胞が頑張ってくれて、インフルエンザウイルスの感染・発症がワクチン接種のみに比較して、より強く抑制できる可能性を示しています。

　寒い冬に人混みの多い外出から帰ったら、まず手洗い・うがいをし、そして温かいココアを飲んで温まりながら、ホッとしてリラッ

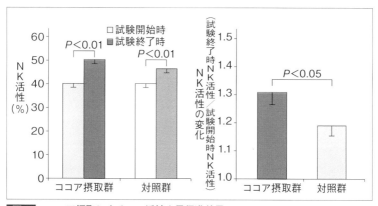

図7 ココア摂取によるNK活性上昇促進効果
💡 ココアにより自然免疫であるNK活性がより高く
〔文献5）より引用〕

クスしてください。この習慣がインフルエンザに対して知らず知らずに予防効果を発揮している可能性があるようです。

● この研究でご指導いただいた方々 ●

◉ 高橋和郎　国際医療福祉大学病院検査部長（当時・大阪府立公衆衛生研究所副所長）
◉ 山本邦弘　那須高原病院副病院長

ウォーミン
　グアップ
効果の持続

寒い冬の運動前には
ココアを飲んで十分な
ウォーミングアップ！

続いては，高齢化社会で期待されるココアの機能性です。ココアは基本的には嗜好飲料ですし，高齢者にも好まれている飲み物です。嗜好飲料としておいしく飲めることに加えて，超高齢社会で何か貢献できることがないかを考えて研究を行いました。

いつの世も「元気で，長生き」がすべての人の願いであることはいうまでもありません。超高齢社会を迎えるにあたっては，このことは医療費抑制の観点からも重要です。健康寿命の延長には適度の運動が推奨されており，実際に軽い運動（ウォーキングなど）を楽しむ高齢者は増加しています。だからといって，いきなり運動をするとつまずいたり転ぶことが多く，けがをしやすくなる危険性があります。とくに寒い時期の運動は要注意です。十分なウォーミングアップを行い，身体をほぐし，身体を温めてから運動することが肝要です。当然，このウォーミングアップの効果が長く持続すれば，より長く，安全に運動を楽しむことが期待できます。

ココアは血流を改善し，身体を温める効果が持続することは冷え性改善効果を検証するなかで明らかになっていました。ここから発想を広げて，「高齢者が冬期に軽い運動を行う際のコンディションづくりやスポーツ傷害予防としても活用できるのでは？」とわれわれは考えました。

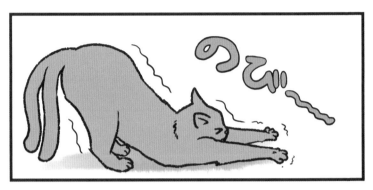
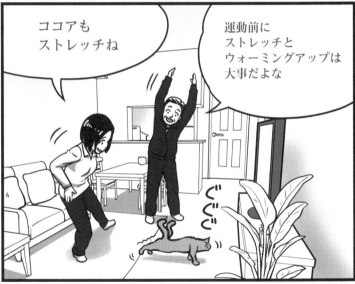
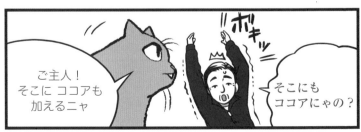

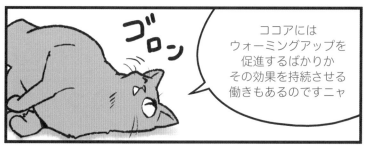
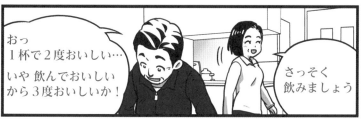
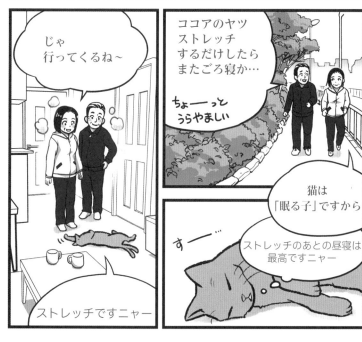

老若男女を問わないココアの効きめ

　高齢者を対象にした研究の先行研究として、まずアスリートを対象にしてココアのウォーミングアップ効果持続について研究[6]を行いました。その結果をまとめると、身体の末梢部分（手足）の血液循環の状態とかかわりが深いといわれている下腿部の皮膚表面温度と筋硬度において、ウォーミングアップ前にココア飲料を摂取した条件では、対照群に比べて、時間経過とともに元の状態に低下する速度が緩やかになることがわかりました。また身体の各種運動機能でもウォーミングアップ前にココア飲料を摂取したときに、対照群に比べてその効果の長時間の持続が認められました[6]。これらの結果から、ウォーミングアップ30分前にココア飲料を摂取することは、ウォーミングアップの効果を持続させる効果があり、冬季スポーツ活動時のコンディションづくりやスポーツ傷害の予防として期待できることが明らかになりました。

　その結果を受けて、高齢者を対象とした試験を計画しました[7)8)]。この試験には、足利市市役所福祉部いきいき長寿課（2016年度より健康福祉部元気高齢課に改称）が主催する、高齢者を対象とする「いきいき元気アップ塾」でサポーターとして活躍する満64～73歳の中・高齢者10名（男性5名、女性5名：平均年齢67.5歳）に試験参加をお願いしました。試験は、夏季の冷房が効いた条件および冬季の寒い時期の計2回行いました（夏季は室内温度23～24℃、湿度40～50％、冬季は室内温度20～21℃、湿度40～50％に設定）。試験飲料にはカカオ分を70％含有した調整ココアを提供し、対照飲料には試験飲料と同等のカロリーおよび主要栄養成分を含んだキャラメル風味の飲料を提供しました。飲料の温度は約70℃としました。

　試験で測定する項目は、① 問診（当日の体調に関する問診）、②

安静時血圧と安静時心拍数, ③ 手指動脈血酸素飽和度, ④ 形態測定 (身長, 体重, 体脂肪率, BMI), ⑤ 体力測定 (長座体前屈, 股・足関節の可動域, 脚筋力, 平衡機能), ⑥ 体温 (舌下温), ⑦ 末梢循環動態 (足部および下腿部の皮膚表面温度) としました。

試験飲料を摂取し, その 30 分後にウォーミングアップ体操を実施, ウォーミングアップを行った後は 30 分間隔で ⑤⑥⑦ の各測定を行ったところ, すべての測定項目でココア摂取時にウォーミングアップの効果が持続することが確認されました。

☕ ココア＋ウォーミングアップで, けがなく運動を楽しもう！

例えば長座体前屈です。長座体前屈は柔軟性を測定する方法として, 最近ではもっともよく用いられています。

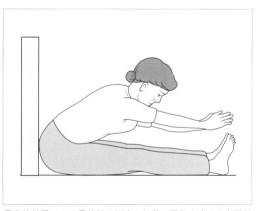

長座体前屈による柔軟性の測定。転落や腰部を痛める危険性が少ない

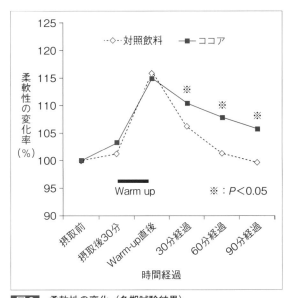

図8 柔軟性の変化（冬期試験結果）
　ココアを飲んでのウォーミングアップが，柔軟性の高い状態を長く維持
〔文献 8) より引用〕

　これは，立位体前屈のように台上に乗らず座って行うため，転落の危険性もなく，腰部を痛める危険性も少ない試験方法です。そのため高齢者には長座位での測定法が勧められます。前屈時には主に脊柱起立筋，腰部の筋，殿筋，ハムストリングス（太ももの裏の筋群）の柔軟性と，それにかかわる関節や靭帯などの構造的要素もこの測定値に反映されます。冬の寒い時期の測定結果でも，ココア摂取のほうが対照飲料摂取のときに比較して，ウォームアップ後の柔軟性（長座体前屈）が長時間維持されていることが明らかになりました（図 8)[8]。

　また，立った状態での平衡機能（バランス）の低下は，転倒など

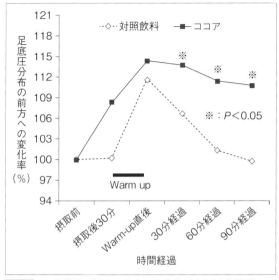

図9 平衡機能（足底圧分布）の変化（冬期試験結果）
💡 ココアを飲んでのウォーミングアップが，平衡機能の高い状態を長く維持
〔文献8）より引用〕

の事故の危険性につながり，中枢神経系機能や筋力バランスなどの身体機能を含めた多くの因子が関与する項目です。平衡機能を評価する1つの方法として，足底圧分布の前後の変化を測定しました。この機能は，加齢とともに後方への荷重率の増加がみられ，転びやすさの1つの指標となることから今回の測定項目に加えました。高齢者は足底圧分布において後方への荷重率が増加傾向にあるものの，夏季および冬季ともにココア摂取が対照飲料摂取に比較して，ウォームアップ後に前方への荷重率が増加して体バランスも向上することが確認されました（図9）[8]。

ウォーキングのような軽い運動でも，寒い冬の日に突然行うといろいろなリスクが潜んでいます。ココアには冬の寒い時期に有用な血流改善をはじめ多くの機能があります。温かくておいしいココアを飲んで，十分なウォーミングアップ体操を行い，そのうえで運動を楽しんでもらいたいと思います。

●この研究でご指導いただいた方々●
◎吉田弘法　足利大学教授

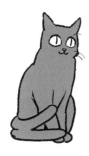

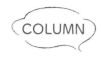

ココア摂取の注意点

　ココアはおいしさと機能性を兼ね備えた飲料ですので，介護や医療の場でもさらに利用が進むことが期待できます。しかし，ココアの利用に関して2～3の注意点があります。1つは，まれですがカカオにもアレルギー反応を示す人がいるようです。幸い「これまで一度もココアやチョコレートを食べたことがない」という人はかなりまれだと思いますので，用いる前に確認してもらうことで避けられます。この確認は比較的容易だと思います。また，当然ながらミルクココアの場合は，牛乳など乳製品へのアレルギーのある人には不適といえます。

　また，カカオに限らず木の実など植物性の素材一般にいえることですが，植物の三大栄養素が窒素・リン・カリウムだったことから連想できるように，ココアにはカリウムが比較的多く含まれています。カリウム制限を必要とするほど腎機能が悪化している人は注意が必要です。もしくはココアからカリウムを摂取するぶん，その他の食品からのカリウム摂取を調節する必要があります。医師に確認してください。一方，塩分制限で「ナトリウムを控えてカリウムを多めに」とアドバイスされている人にとっては，カリウムが豊富なことはプラス要素になります。

　また，カカオには亜鉛・銅・マグネシウムなどのミネラルも豊富に含まれています。一般にはこれらの成分は有用と考えられますが，これらの成分の摂取を制限されている人，もしくは大量に摂取する場合は注意が必要です。

　"身体によい食品"というのは世の中にたくさんありますが，100％よいものはほとんどありません。何事もバランスが重要です。

Memo

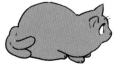

創傷治癒
促進効果

医療や介護の分野でも
ココアは活躍！

1998年の春，埼玉医科大学総合医療センター高度救命救急センターの堤晴彦先生，井口浩一先生および間藤（筆者の一人）らは，チョコレートが入院外傷患者の創傷治癒を促進した可能性が高い，という症例を経験しました。ひどい外傷と創部の感染でなかなか回復に至らなかった患者に，何でもよいので食べたいものを食べなさいと促したところ，患者は好物だったチョコレートを食べたいといいました。OKを出したところ，積極的にチョコレートを食べはじめた患者さんの容体が好転し，傷も回復に向かいました。これを単に偶然ととらえなかったことが，また次の発見へと導いたのです。

ココアはチョコレートと同じカカオ豆由来製品であり，カカオ豆由来成分100％の純ココアは日本で製造販売が開始されてから2019年で100周年を迎える食品です。長い食経験があり安全性が高く，飲料としての提供も可能なことから，ココアを対象として研究を開始することにしました。

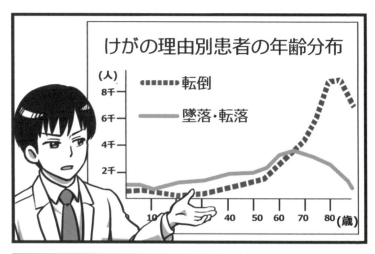
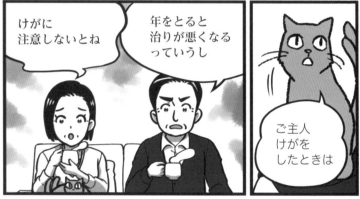
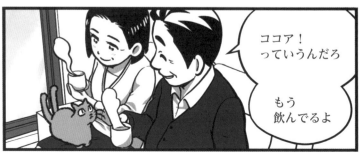

創傷治癒促進効果

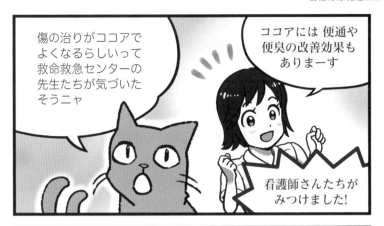
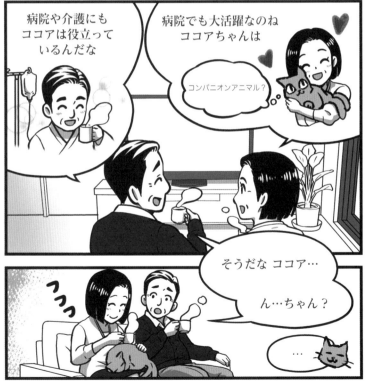

思わぬ発見，ココアで便臭減？

ココアで研究を始めてしばらくすると，「ココアを飲んでいただいた患者の便通がよくなった」(図10)[9]，さらに驚いたことに「便臭が少なくなった」との報告[9]が，病棟の看護師からもたらされました。患者が早期に回復するうえで，栄養摂取と規則正しい便通が非常に大切なことはもちろんですが，便臭が改善されたことから

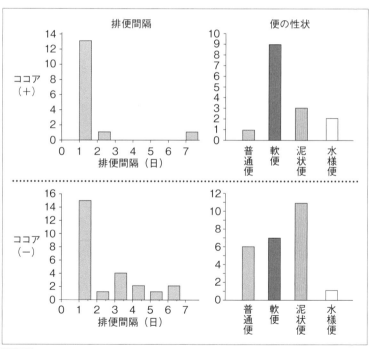

図10 ココアによる排便間隔と便の性状の比較
　ココアを飲んだ人は毎日排便する人が多く，便の性状が軟便に集約する傾向
〔文献9）より引用〕

も，その理由として腸内細菌叢のバランスが改善されたことが予測されました。この報告がもたらされてすぐに，ラットにココアを食べさせてその糞中の臭気成分（アンモニア，メチルアミン）の変化について北川式ガス検知管を使って調べました（図11-1）[9]。その結果，ココアを摂取した群は糞中の臭気成分含量が低下していることを明らかにすることができました（図11-2）[9]。

創傷治癒促進には多くの成分が関与していて，何がそのキーポイントであるかを示すのは難しいのですが，1つの可能性として亜鉛の関与が指摘されています。そこで，ココアを摂取した患者とココアを摂取しなかった患者の血液中の亜鉛濃度を比較しました。救命救急センターに入院した患者の多くは，血液中の亜鉛濃度が正常値よりも低下しやすいことが経験的に知られていますが，比較の結果，ココアを摂取した患者は血液中の亜鉛濃度が早期に正常値まで

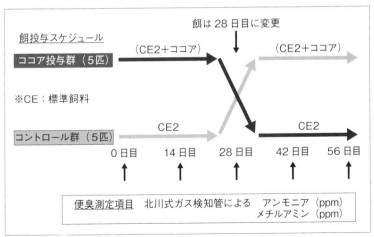

図 11-1 ココア摂取による便臭改善効果；試験方法
　💡 2群のラットに，ココアを含む餌と含まない餌を途中で変更して投与
〔文献9）より引用〕

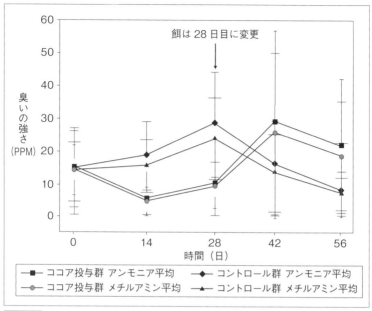

図 11-2 ココアによる便臭改善効果；試験結果
💡 ココアを含む餌は便臭を抑制することが明らかに
〔文献 9）より引用〕

回復することが明らかになりました（図 12-1, 2）[10]。

このように埼玉医科大学総合医療センター高度救命救急センターにおける研究から貴重な情報を次々と得ることができたので，ほかにもココアの活用に興味を持っている施設はないだろうか？　とわれわれは考えました。そこで，介護施設や病院でココアが利用された報告例をインターネット上で調査したところ，驚くほど多くの報告を発見することができました[11]。調べる方法としてまずインターネットでキーワードを（ココア，カカオ，チョコレート，病院，医療，便通，便臭，介護，高齢者）として検索し，ヒットした情報か

創傷治癒促進効果

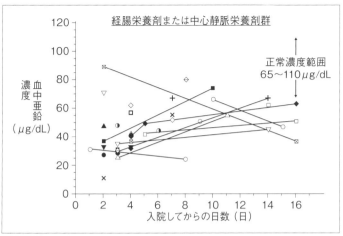

図 12-1 入院直後からの血中亜鉛濃度の推移
💡 救命救急センターに入院した人の多くは，血中亜鉛濃度が正常濃度範囲よりも低下
〔文献 10) より引用〕

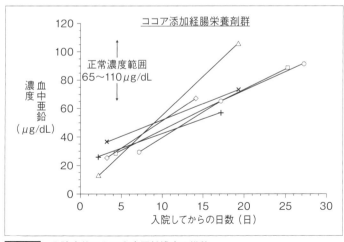

図 12-2 入院直後からの血中亜鉛濃度の推移
💡 ココアを摂取すると，血中亜鉛濃度が正常濃度範囲に早期に改善
〔文献 10) より引用〕

43

らさらに追加検索をする方法をとりました。少し前ではできなかった方法ですね。調べた当初（2013年頃），22件もヒットしました。そこですべての施設に手紙を書いて，ココアを使用したときの結果，感想，要望などを聞くために面会を打診しました。幸いにも11の施設から返事があり，医師，看護師，介護士そして管理栄養士の方々にお話を聞くことができました。

おいしい！ だけじゃない ココアの機能性

興味深いことに，ココアの利用目的としては下記の4つに大別することができました。

① 排便コントロール（便秘，難治性下痢，便臭の改善）

高齢者は食が細く，また筋力や体力が衰えるため便秘気味の人が多いといわれ，排便コントロールは重要な課題となっています。ココアは便通・便性状を改善し，難治性の下痢にも効果が高いと報告[11]されています。また，便臭の改善効果もあったと報告[11]されています。高齢者自身のQOL（生活の質）の向上および介護者，看護者の労働軽減に有用と考えられます。

② 褥瘡（床ずれ）の改善

寝たきりになると，栄養不足や運動不足から床ずれが起こりやすくなります。ココアには床ずれ予防効果があると報告され，創傷治癒に必要なミネラル（亜鉛など）が豊富に含まれていることやココアの抗炎症効果がその要因の一つと考えられています。

③ 長期経管栄養による銅欠乏症の改善

長期間にわたり経管栄養食品を摂取していると，主に銅の不足による貧血が起こることが報告[11]されています。現在の経管栄養食品は改良が進み，銅不足による貧血は少なくなりましたが，経管栄養

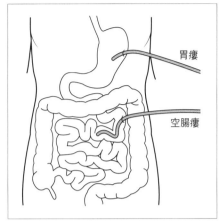

空腸瘻による経管栄養には，銅不足となることが報告されている

を摂取する経路（空腸瘻）によっては今も銅不足が報告[11]されています。これに対しココアは，効果的に銅を補給することができる食品といわれています。

④ 濃厚流動食の風味改善

　高齢者は食事量が少なくて栄養不足の人が多いことが問題になっています。ココアは栄養豊富な濃厚流動食や牛乳の風味を改善し，これらを摂取しやすくする目的で使用されています。

　上記4つのいずれもが，すでに訪れつつある超高齢社会において，重要で切実な問題であり，ココアが貢献できる機能性ばかりだと考えています。しかも，各施設を訪問し多くの方にお話を聞いて共通していたのは，効果もさることながら，ココアがおいしくて高齢者の方々に喜んで飲んでもらえたということです。よい結果もさることながら，これは食品にとってもっとも重要なことだと考えていま

したので，何よりうれしく思いました。ココアの味や香りによって精神的なリラックスをもたらし，そのうえで個々の機能性成分が働く，というのはすばらしいことだと考えています。しかし残念なことに，われわれが聞き取りを行った時点まで引き続きココアを活用されている施設がそれらの一部しかないこともわかりました。その主な原因は，ココアが溶けにくく忙しい医療や介護の現場では手間がかかること，費用の問題などでした。ココアを介護などにもっと活用してもらうには，ココアのよさを知っていただく努力と，溶けやすさなどの使い勝手やコストダウンなどにさらに研究が必要と感じています。

● この研究でご指導いただいた方々 ●

◎ 堤晴彦　埼玉医科大学総合医療センター病院長（当時・埼玉医科大学総合医療センター高度救命救急センター教授）
◎ 井口浩一　埼玉医科大学総合医療センター高度救命救急センター講師（当時・助手）

排便コント
ロール効果

さっぱりして爽快な毎日を！

われわれの調査により，ココア摂取による便通改善効果や便臭改善効果を実感している病院や介護施設が多数存在することがわかりました。例えば，ココアの便通改善については，便秘の改善に関する多数の報告がある一方で，難治性の下痢にも有効と佐賀関病院の医師から面会時に教わりました。便臭改善については，埼玉医科大学総合医療センター高度救命救急センターに入院した患者にココアを添加した経管栄養食品を投与したところ，便臭が低減していることを発見し，1999年に報告[9]しました。また，上川病院の報告[11]でも，便回数，便性状および便臭に改善がみられたと述べられています。さらに，国家公務員共済組合連合会佐世保共済病院ではストーマ（人工肛門）造設患者を対象にした研究で，便臭軽減効果が確認できたと報告[11]されています。

これらの調査結果に意を強くし，われわれも便通改善効果や便臭改善効果をできるだけ客観的に確かめることにしました。

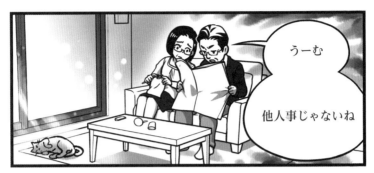
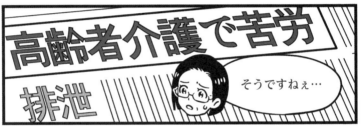
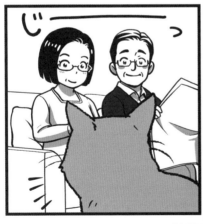
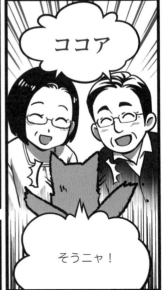
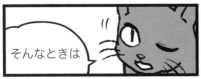

排便コントロール効果

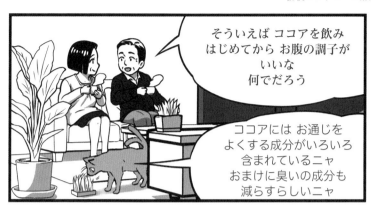

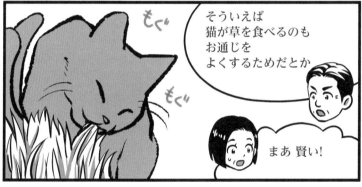

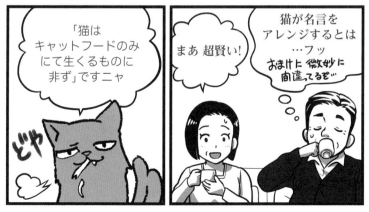

人口高齢化に伴い便秘は増加する

　現在，わが国では便秘を訴える人は年を追うごとに増加し，平成25年国民生活基礎調査によれば，人口1,000人当たりにすると男性26.0人，女性48.7人となっています。20〜60歳では圧倒的に女性が多いのが特徴で，便秘による女性のQOL低下が問題となっています。また60歳代以上では，男女ともに年齢が上がるにつれて便秘を訴える人が増加しています。この状況を考えた場合，近年の人口高齢化に伴い便秘を訴える人は確実に増加することが予測され，高齢者のQOLを著しく低下させる一因として危惧されています。高齢者は，食の細い人が多く，運動不足や筋力低下から便秘気味の人が多いことが知られています。介護施設や自宅介護において，排便ケアが介護者の大きな負担になっており，そして，介護を受ける人の精神的ストレスの原因になっています。これらには便通が不規則であるだけではなく，便臭もその大きな要素の一つであることは意見が一致するところです。

　便秘には多くの原因が考えられますが，とくに習慣性の便秘には，食物繊維の摂取不足が大きく関与しているといわれています。平成26年国民健康・栄養調査によれば，日本人の食物繊維摂取量は減少傾向にあり，2014年は成人女性が1日当たり14.4 gで2015年度日本人の食事摂取基準の目標摂取量から3.6 gの不足，成人男性が1日当たり15.1 gで4.9 gの不足です。

　そこでわれわれは，便秘気味の健常成人22名を対象に，ココア摂取による便通の改善および便臭の抑制効果（臭気成分の分析装置を使った便臭低下の数値化）を確認する試験を行いました[12]。無作為に2群に分け，1群は純ココアを10 g含むココア飲料を，そしてほかの1群はココアをまったく含まないココア風味の対照飲料を，そ

れぞれ2週間摂取してもらいました。続いて2週間の間を空けて，それぞれの群は摂取飲料を交代し，2週間飲料摂取を行いました。便通改善効果は，被験者に毎日の排便の記録をお願いし，「排便回数」「排便量」「便性状」「便臭」について評価しました。便臭改善効果については，被験者に飲料摂取期間の前後に採便をお願いし，採取された糞便は直ちに冷凍保管された後，分析施設に送付し分析しました。便臭の機器分析は，糞便中アンモニアはイオンクロマトグラフィーという方法を用い，糞便中腐敗産物（インドール，スカトール）はGC-MS-SIM法という方法を用いて，株式会社テクノスルガラボに委託して測定を行いました。採便の方法は，被験者が便秘傾向であることを考慮し，1期および2期摂取開始前4日間のうち1回，1期および2期摂取終了日の2日前から摂取終了日の翌日までの4日間のうち1回，任意の排便時に採便した糞便を試料としました。

 ## ココアの排便回数・便臭への効果とは

その結果，ココア摂取により排便回数は統計的有意に増加（図13）[12]し，排便量は増加傾向になりました。また，装置を使って糞便中の臭気成分を測定したところ，インドール，スカトールは減少傾向にありましたが有意差はなく，糞便中のアンモニア量が統計的有意に減少することが明らかになりました（図14）[12]。

今回摂取していただいたココアには不溶性食物繊維が多く含まれており（純ココア10g中に約3g），とくにココアに特徴的な不溶性食物繊維であるリグニンが大きな働きをしているとわれわれは考えています。ココアに特徴的に多く含まれているリグニンは，ココア含有不溶性食物繊維の約60％を占め，ほかの不溶性食物繊維であるセルロースやヘミセルロースに比較して消化管内での消化性がきわ

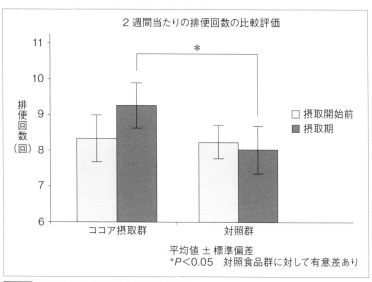

図13 ココア摂取による排便回数の増加
　便秘気味の人がココアを摂取すると，排便回数が増加
〔文献12) より引用〕

めて低く，その約80％が便中に排泄されると報告[13]されています。今回の被験食品であるココアのリグニン量は1回分10g当たり約1.5g含まれています。したがって約1.2gのリグニンが消化されず便中に残り，周囲の水分を吸収・膨潤することで便が嵩増しされ便通改善につながったと考えられます。

　また，子豚による研究[14]ではありますが，リグニン摂取が大腸内のアンモニア量を減少させたと報告され，その論文の著者たちはアンモニア量が有意に減少したメカニズムとして，リグニンによる大腸内での発酵状態の変化およびアンモニアの吸着と考察しています。

　今後さらに進んでいく高齢化社会においては便秘に悩む高齢者が確実に増加することが予測され，介護される高齢者自身のQOLの向

排便コントロール効果

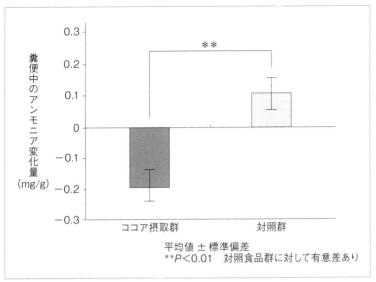

平均値 ± 標準偏差
**$P<0.01$　対照食品群に対して有意差あり

図14　ココア摂取による糞便中のアンモニア量の低下
💡 ココアを摂取すると，便中のアンモニア濃度が減少
〔文献12）より引用〕

上や介護する人たちの負担軽減の観点からも，便通改善や便臭改善はココアの有用な機能と考えています。

ココアの
抗酸化効果

過剰な活性酸素の抑制！

次は，高齢化社会を元気に迎えるために中高年の生活習慣病を予防する機能性です。

中高年にはメタボリック症候群が立ちはだかります。高齢者の健康維持や健康寿命の延長はもちろん重要ですが，その前の世代である中高年が健康で生き生きと暮らすことは，自身の老化に備える意味でさらに重要です。そのためメタボリック症候群に対する研究が多くの機関で積極的に行われ，それを緩和・抑制する目的で多くの特定保健用食品や機能性表示食品が開発されています。カカオ由来の製品（ココアやチョコレート）にも，「健康な血圧をサポート」する効果が多くの研究結果（海外を含む）を解析することで報告され，機能性表示食品として販売されてきました。

メタボリック症候群の一因として，過剰な活性酸素の産生が関与していると考えられています。活性酸素は身体にとって必要な物ですが，過剰な活性酸素は生活習慣病の原因の一つとされ，老化の原因の一つとも考えられています。健康寿命を延ばし，元気な高齢者でいるためには，ストレスや不規則な生活で産生される過剰な活性酸素を適度

にコントロールすることは必須と思われます。ここでは，ココアの抗酸化効果や老化抑制効果について紹介します。

　昨今，活性酸素ほど注目された物質があるでしょうか？悪者として取り上げられる場合が多い活性酸素ですが，適度な量は必要と考えられている物質です。現代社会におけるストレスや不規則な生活（偏った食事，暴飲・暴食，睡眠不足など）は，体内に過剰な活性酸素を発生させ，その結果，メタボリック症候群をはじめとする多くの現代病や，老化現象の原因の一つになると考えられています。というのも，過剰な活性酸素は体内のタンパク質，脂質，遺伝子などを酸化し，変性させることが知られているからです。そこでわれわれは，脂質の酸化抑制を指標としてココアの効果を調べました。私たちの身体は細胞を基本単位として形成され，その細胞は脂質二重膜で覆われています。これら脂質の過度の酸化を抑制することは，細胞の健康，そして多くの細胞が集まって形成されている身体全体の健康を維持するうえで，必須のことと考えられます。

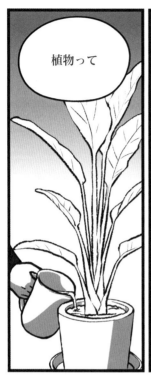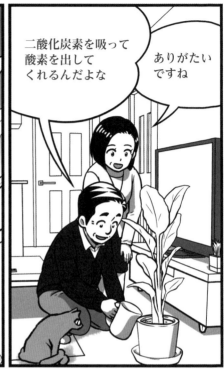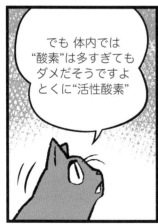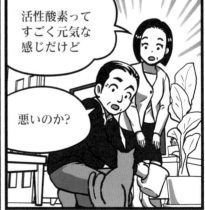

ココアの抗酸化効果

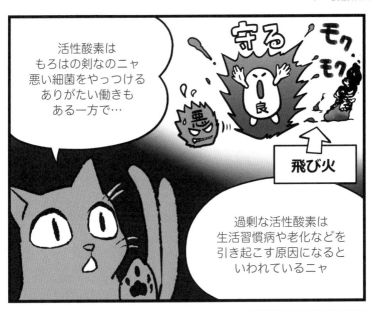

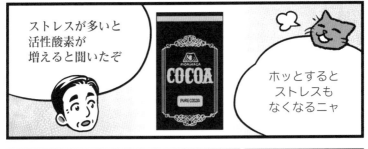

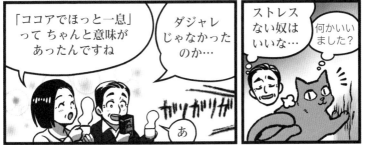

ココアは活性酸素の除去効果（抗酸化効果）の高いポリフェノールを多く含んでおり，ココアの抗酸化効果に関してはすでに多くの報告があります。しかし，生体内での過酸化脂質（酸化された脂質）を指標にココアの抗酸化効果を評価した研究はほとんどなく，あくまで試験管内での研究にとどまっていました。そこでわれわれは，東北大学大学院農学研究科の宮澤陽夫先生および仲川清隆先生の指導のもと，ココア摂取が体内の過酸化脂質量を低減できるかどうかの研究[15]を行いました。

アルコールの過剰摂取による酸化ストレスにココアはどう効く？

　アルコールの飲み過ぎはアルコール性脂肪肝をもたらし，アルコール性肝炎やアルコール性肝硬変へと重症化する可能性があります。これら肝障害の進行にも活性酸素による過酸化脂質の蓄積が深くかかわっていると考えられています。この研究では，ラットにアルコールを含む液体飼料を与え，それに伴って起こるアルコール性脂肪肝がココアを同時摂取することで抑制できるかどうかを検討しました。ココアの効果を評価する指標としては，アルコール性脂肪肝形成時の肝臓に含まれる抗酸化成分の増減，および中性脂肪量と過酸化脂質量としました。

　まず，アルコールを摂取させた群とアルコールを摂取しない対照群を比較すると，肝臓に蓄積している中性脂肪の量は，アルコールを摂取している群ではアルコールを摂取していない対照群に比較して有意に高くなりました。そのときの肝臓の組織を顕微鏡で観察した結果，初期のアルコール性脂肪肝と判断されました。その他のアルコール性脂肪肝の特徴として，大量飲酒者では肝臓に含まれるレチノール（ビタミンA）量が低下することが知られていますが，本

研究でもアルコール摂取群の肝臓レチノール量は低下していました。続いて，抗酸化物質として知られるα-トコフェロール（ビタミンE）量について調べた結果，α-トコフェロール量が有意に低下していました。α-トコフェロールは細胞膜の主要な抗酸化物質であり，アルコール摂取による酸化ストレスが増加した結果，抗酸化物質が消費されたと考えられます。さらに酸化ストレスの増加に伴い観察される過酸化脂質の量について調べた結果，肝臓の過酸化脂質がα-トコフェロールの減少と同時期に増加していました。これらの結果は，アルコール摂取により発生した活性酸素の増加により過酸化脂質が増加したこと，またはアルコールが抗酸化物質のα-トコフェロールを減少させたために過酸化脂質が増加したと考えられました。以上の結果から，この研究でアルコールを摂取したラットは，初期のアルコール性脂肪肝の状態であり，アルコール摂取による酸化ストレスの量が増加していることが示されました。

ココアに酸化ストレス抑制の可能性

アルコール摂取と同時にココア由来のポリフェノールを摂取した群では，アルコール摂取を開始してから4週目ではアルコール摂取群と同様に中性脂肪の量が増加しましたが，8週目にはアルコールのみを摂取した群に比較して有意に低い値となりました。このことから，カカオポリフェノールには肝臓の中性脂肪の蓄積を抑制する可能性が示唆されました。しかし，肝臓のレチノール量は，カカオポリフェノールを同時に摂取してもアルコールのみを摂取している群と大きな差はなく，アルコール性脂肪肝のときに観察されるレチノール量の変化にはカカオポリフェノールは影響しないと考えられました。一方，肝臓に存在する抗酸化物質であるα-トコフェロールの低下の抑制（図15）[15]および過酸化脂質（図16-1, 2）[15]の増加の

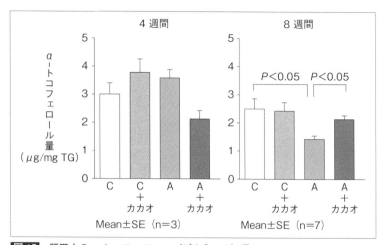

図15 肝臓中のα-トコフェロール（ビタミンE）量
 💡 ココアポリフェノールは肝臓中のα-トコフェロール（抗酸化物質）量の低下を抑制
〔文献15）より引用〕

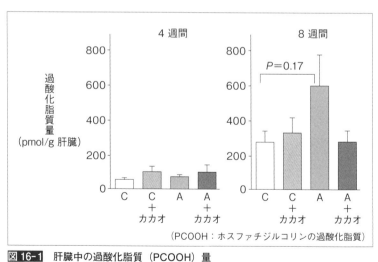

図16-1 肝臓中の過酸化脂質（PCOOH）量
 💡 ココアポリフェノールは肝臓中の過酸化脂質（PCOOH）の増加を抑制
〔文献15）より引用〕

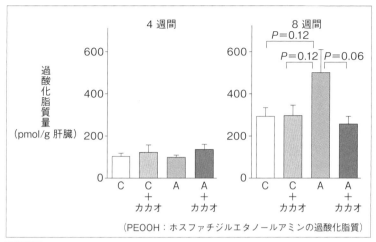

図 16-2 肝臓中の過酸化脂質（PEOOH）量
💡 ココアポリフェノールは肝臓中の過酸化脂質（PEOOH）の増加を抑制
〔文献15）より引用〕

抑制が，ともにカカオポリフェノール摂取後8週目で観察されました。これらのことから，カカオポリフェノールはアルコール摂取による酸化ストレスを抑制し，抗酸化物質の消費を抑え，過酸化脂質の増加を抑制したと考えられました。

この研究をまとめると，カカオポリフェノールはアルコール摂取に伴う肝臓への脂肪蓄積を軽減し，酸化ストレスの影響を軽減することが期待され，アルコール性の肝障害の予防が期待される食素材であることが示されました。

●この研究でご指導いただいた方々●

- 宮澤陽夫　東北大学未来科学技術共同研究センター教授（当時・東北大学大学院農学研究科教授）
- 仲川清隆　東北大学大学院農学研究科教授（当時・准教授）

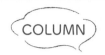

皮膚の老化とココアの抗酸化効果

皮膚の老化には，紫外線を浴びることによって増加する活性酸素が関係していると考えられています。

マウスの皮膚に紫外線を照射した実験では，ココアを摂取させたマウスはココアを摂取させないマウスと比較して，皮膚組織中に酸化された遺伝子（※8-OHdG）をもつ細胞が少なく（図A），さらに，細胞のターンオーバーが促進されていることがわかりました。これらのことから，ココアの抗酸化効果は紫外線による皮膚障害を抑えて回復を早めることが期待できると考えられます。これらの結果は，2007年度の日本栄養・食糧学会で「ココア摂取による紫外線ダメージ軽減効果」と題して報告しました。

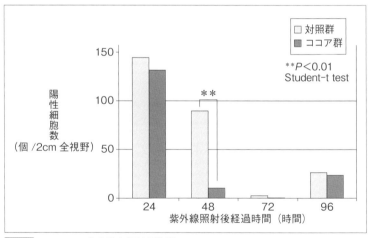

図A 8-OHdG 免疫染色陽性細胞数
💡 紫外線によって酸化された遺伝子（8-OHdG）の量が減少
（伊藤良一，亀井優徳，間藤卓：ココア摂取による紫外線ダメージ軽減効果．2007年度日本栄養・食糧学会．より引用）

※8-OHdG：8-ヒドロキシ-デオキシグアノシン
　紫外線照射などの酸化ストレスによって，核内のグアニン塩基が損傷を受けると生成されます。そのため活性酸素による生体損傷を反映するバイオマーカーとしてよく使われます。8-OHdG を免疫染色することにより，上皮組織の受けた損傷を検討することができます。

大腸内での
水素産生
調整効果

ココアと牛乳は
すばらしいパートナー！

コ　コアと牛乳はすばらしいパートナーです。第一に，ココアを牛乳で溶いて飲むことでココアのおいしさがさらに引き立てられます。牛乳を使った，たくさんのレシピが考えられています。第二に，ココアの成分と牛乳の成分がお互いに補い合うことで，栄養的にさらにバランスのよい飲み物になります。その一例が，ミネラルバランスです。ココアはミネラルが豊富でマグネシウムを多く含んでいます。しかし，カルシウムはそれほど多くはなく，牛乳と一緒に飲むことで牛乳に多く含まれているカルシウムを同時に摂取することができます。カルシウムとマグネシウムのバランスは2：1がよいといわれていますが，その比率に近づけることができるのです。第三に，高齢者はカルシウムやタンパク質を多く含んだ牛乳を飲むことがよいといわれていますが，牛乳には独特の風味があり高齢者のなかには好まない人も少なくないようです。その点ココアはその風味を改善したり，味に変化をつけて飲みやすくすることができます。

　第四は，われわれが発見した興味深い現象ですので詳しく紹介します。

63

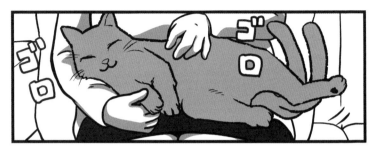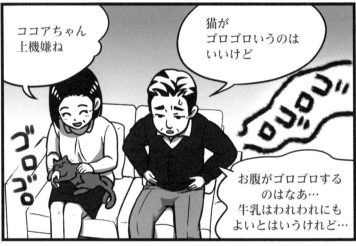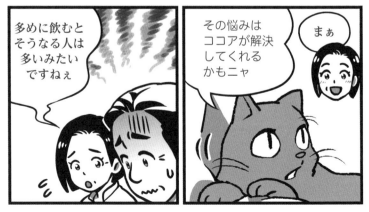

大腸内での水素産生調整効果

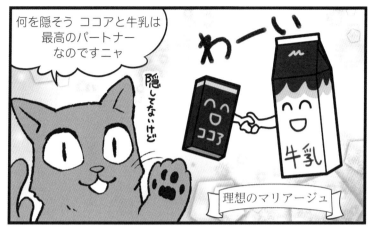

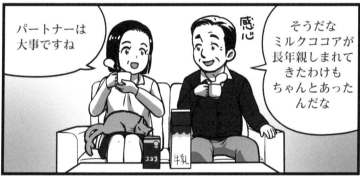

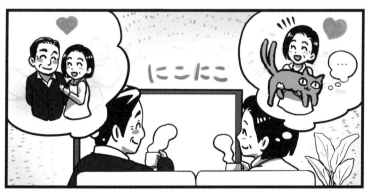

ココアと牛乳を一緒に飲むとお腹にいい理由

　牛乳に含まれている栄養成分だけではなく，牛乳を摂取することで牛乳に含まれる乳糖が腸内細菌により代謝され，抗酸化効果が高い水素を産生することが最近になってわかってきました。しかし，日本人は乳糖を十分に分解できない人（乳糖不耐性と呼ばれる）の割合が非常に高く，そのなかには牛乳を飲むとガスの発生が多すぎたりすることで，お腹の不調を訴える人がいます。そこで第四ですが，ココアはそれ自体が食物繊維を多く含んでいますので，腸内細菌による代謝の結果水素産生が期待されますし，ココアと牛乳を一緒に飲んだときの相互作用における水素産生について興味深いことがわかってきました。

　水素は抗酸化効果が高く，身体の隅々まで到達することができる分子で，現在注目されている物質です。医療の分野でも研究が進み，臓器移植手術時の虚血再灌流をしたときに発生する活性酸素を中和し，手術後の予後を改善したり，心筋梗塞や脳梗塞時の酸化ストレスを緩和するなどの報告が蓄積されています。さらに近年では，加齢・老化現象にも大きな影響を及ぼすといわれています。

　なお，ここで述べる水素は，食品中に含まれる炭水化物，とくに難消化性のオリゴ糖や食物繊維が腸内細菌叢によって代謝されるときに産生される水素のことで，水素水として体外から供給される水素とは異なるものです。

　さて牛乳を飲むと，牛乳に含まれる乳糖の一部は小腸内で消化されますが，消化されない部分は大腸にまで達し，そこで腸内細菌により代謝され，水素ガスが産生されます[16]。日本人は乳糖分解酵素を十分量有していない人が多く，極端に乳糖分解酵素が少なく乳糖をほとんど消化できない人は，摂取した乳糖の多くが大腸に達しお

腹がゴロゴロするなどの不調を訴えることになります。しかし，その程度は人により大きく異なり，多くの人は胃腸の不快症状を感じずに牛乳を飲むことができます。さて腸内で産生された水素はどうなるのでしょうか？ 水素は体内に入りやすい分子なので，血液中に吸収され機能を発揮すると考えられていますが，一部は呼気として体外に放出されます。この呼気中に含まれる水素量を測定することで，腸内で産生された水素量を推定することができるのです。

ココアが牛乳の水素産生を適度に調節

そこで，早速，ミルクをたっぷり入れたココアで水素の産生がどうなるかを調べてみました[17]。実際の試験の概要を説明します。通常の牛乳摂取量（200 mL 程度）では腸内の不調を感じたり下痢を起こすことがない，21〜49歳の健常な男女 6 名ずつ（合計 12 名）を対象に行いました。まず呼気中の水素濃度を測定した後（飲料を飲む前の初期値を測定），水のみ 120 mL，水 120 mL＋ココア 10 g，牛乳のみ 120 mL，牛乳 120 mL＋ココア 10 g の 4 種類の飲み物のいずれか 1 種類を 1 杯飲んでもらい，呼気中の水素濃度を 15 分おきに 4 時間 15 分後まで測定しました。試験飲料の飲用順序は無作為に割り付けて，それぞれ実験に影響が出ないように，測定日の間隔は 1 週間以上あけました。その結果，興味深いことに，ココアに牛乳を加えて飲んだ場合，乳糖を消化しやすいタイプの人（乳糖が大腸に達する量が少なく，その結果水素産生も少ない）では水素の産生を促進しました。一方，乳糖を消化しにくいタイプの人（消化されない乳糖がそのまま大腸に達し，腸内細菌による代謝が盛んに行われ水素産生が多くなる）では過剰な水素の産生を抑え，お腹の不快感（腹部膨満，下痢，排ガス過剰など）を緩和する可能性が示唆されました（図 17，18）[17]。つまり，ココアがミルクによる水素産生を"い

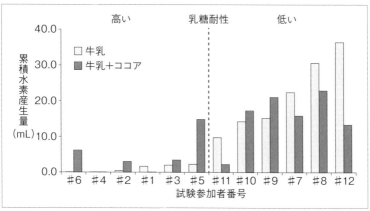

図17 乳糖耐性の程度による水素産生量の比較
　　💡 乳糖耐性が高い人は水素産生量が増加，乳糖耐性が低い人は水素産生量が抑制
〔文献17）より引用〕

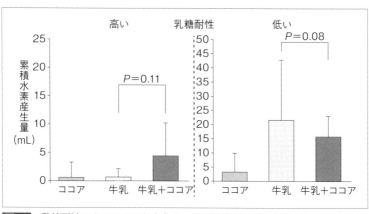

図18 乳糖耐性によるココアと牛乳飲用後の累積水素産生量の違い
　　💡 ココアには牛乳による水素産生量を，適度な量に調節する働き
〔文献17）より引用〕

い具合に"調節的に作用することがわかりました。

　ココアと牛乳は相性のよい飲み物として，親しまれてきました。それが単においしさの面だけではなく，健康に寄与する組み合わせであることが徐々に明らかになってきています。何より，昔から行われてきたことにはちゃんと理由があるのかな，と感じた研究でした。

　●この研究でご指導いただいた方々●
◎ 澤野誠　埼玉医科大学総合医療センター高度救命救急センター教授（当時・准教授）

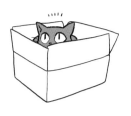

服薬補助剤の開発；
小児～高齢者まで飲む側・飲ませる側の負担軽減を目指して

　ココアとチョコレートが同じカカオ豆を原料として作られることは最初に説明しました。本書はココアの機能性について紹介しましたが，最後にわれわれが研究に加わった興味深いチョコレートの研究についても紹介させてください。アイデアの素になったのは，子どもが薬が苦くて飲みにくい場合に，どのように母親らが工夫しているかのアンケート調査報告でした。それによると，ミルクココアも有力な食品の一つとされていました。そのような情報を基に，薬の苦みを抑制（マスキング）し飲みやすくする服薬補助剤の開発にわれわれは取り組みました。その結果，服薬補助チョコレートを開発することができたのです。

　小児用散薬の服薬コンプライアンス（処方された薬を適切に服薬すること）向上は，小児医療において重要な課題として認識されています。
　薬局窓口で小児とその母親に対して行ったアンケート調査では，散薬の苦みを軽減し，小児が飲みやすくするために多くの食品を試している実態が報告されています。また，苦みを軽減し小児の服薬コンプライアンスを向上させるための，服薬補助食品の調査や研究が精力的になされています。
　服薬補助食品に必要な条件として，① 薬剤の苦みをマスキングして飲みやすくする，② 薬剤の吸収を阻害しない，③ 1回の摂取量を極端に増加させない（服薬は食後が多いので，摂取量が多くなるとかえって飲みにくくなる）などが考えられます。そのようなデータを踏まえわれわれは，マスキング効果が強い，カカオの風味の特性を生かし，服薬補助食品として取り扱いが容易な準チョコレートを開発しました。① については，2種類の薬剤〔ラニチジン塩酸塩とアジスロマイシン水和物（ジスロマック®）〕と服薬補助チョコ

> COLUMN 服薬補助剤の開発

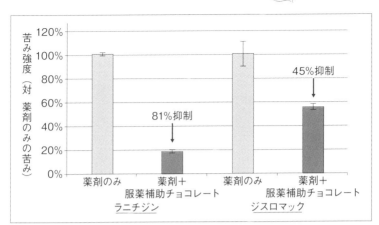

図 B 味覚センサーによる苦み抑制効果測定
💡 服薬補助チョコレートは，薬の苦みを抑制
〔間藤卓：チョコレート，ココアの明日．第 23 回チョコレート・ココア国際栄養シンポジウム，2018．より引用〕

レートをそれぞれよく混ぜ合わせ，薬剤単独の場合と服薬補助チョコレートを混ぜ合わせた後の苦みを味覚センサーを用いて測定したところ，苦みが大きく抑制されていることを確認しました（図 B）。さらに，病院に入院中の小児の保護者を対象にして，薬を飲む小児が服薬補助チョコレートとゼリー状服薬補助食品のどちらが服薬しやすかったかを質問したところ，"ゼリー"が 11 名（37％），"チョコレート"が 16 名（53％），"どちらでもない"が 3 名（10％）でした。しかも，チョコレートの食経験がある小児（4 歳以上）では，服薬補助チョコレートのほうが薬が飲みやすいと感じる割合が高い結果になりました（図 C）。②については，アセトアミノフェン（解熱鎮痛薬）を服薬補助チョコレートと一緒に，または服薬補助チョコレートなしで摂取し，摂取後の血中濃度の推移を比較したところ，両者ともにアセトアミノフェンの血中動態に大きな差はなく，薬剤の吸収性に影響を与えないことが示唆されました（未発表）。さらに，安定同位体（^{13}C）で標識した食品添加物を服薬補助チョコレートと一緒に，または服薬補助チョコレートなしで摂取し，摂取後の呼気中に含まれる（$^{13}C/^{12}C$）を測定し，吸収性に与える影響

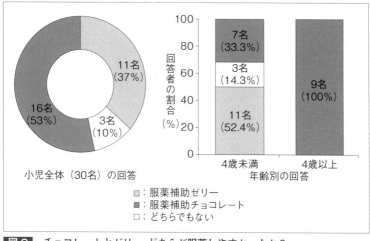

図C チョコレートとゼリー, どちらが服薬しやすかったか?
　💡 小児は高年齢になるほど, 服薬補助チョコレートを好む傾向
〔土屋守克, 長田浩平, 荒川浩, 高橋誠一, 亀井優徳, 松井悠子, 間藤卓:入院中の患児に対する2種類の服薬補助食品の有用性に関する調査. 薬学雑誌 139(6):939-953, 2019. より引用〕

を検討しました。この試験は,「後発医薬品の生物学的同等性試験ガイドライン」に従って行い, その結果, 服薬補助チョコレートの有無にかかわらず薬剤の吸収性に生物学的同等性が確認されました(図D)。

③については, スプレッド状の服薬補助チョコレート5gを散薬に添加しよく練って服用するだけなので, チョコレートが嫌いな小児を除き, 摂取量が多くなりすぎて大きな負担になることはないことを確認しています。これらの結果から, 服薬補助チョコレートは服薬補助剤に必要と考えられる諸条件を備えていることを確認しました。

ココアではありませんが, 同じカカオ豆を原料として製造されるチョコレートの新たな利用方法として, 非常に興味深い結果が得られました。

服薬補助剤の開発

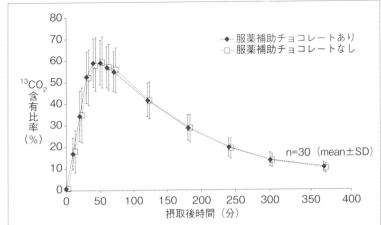

※：エラーバーの重複を避けるため，「にがとん（服薬補助チョコレート）なし」に関しては実測時間に2分加えて作図している。

図D 服薬補助チョコレート使用時の食品添加物吸収試験
💡 服薬補助チョコレートは，薬（この試験では食品添加物）の吸収に影響を与えない

〔松井悠子，澤野誠，亀井優徳，間藤卓：安定同位体呼気試験を用いた服薬補助剤が薬剤の吸収・代謝に及ぼす影響の評価．安定同位体と生体ガス医学応用 11(1)：51-59，2019．より引用〕

● この研究でご指導いただいた方々 ●

- 澤野誠　埼玉医科大学総合医療センター高度救命救急センター教授（当時・准教授）
- 土屋守克　日本医療科学大学保健医療学部看護学科准教授
- 齋藤健一　埼玉医科大学総合医療センター薬剤部次長
- 井上嘉余子　埼玉医科大学総合医療センター薬剤部員
- 埼玉医科大学小児科の医師の皆様

Memo

老化抑制
効果

脳内の「Mato 細胞」を観察して

健康寿命の延長は人々の願いであり，老化抑制は人々の最大関心事の一つです。脳の老化抑制は認知症予防とも関係していることは皆さんもよくご存じだと思います。

脳が老化する…といった表現について，皆さんはどんなことを想像しますか？　多くの人は，神経細胞がだんだん死滅していくようなイメージをもつのではないかと思います。しかし脳が衰えていく仕組みは，それだけではありません。例えば微小な脳血管が閉塞・梗塞を起こすなど，脳の血管が原因となる血管性認知症もあることは意外に忘れられがちです。

これについてわれわれは，間藤方雄名誉教授（自治医科大学）が発見[18]した，「Mato 細胞」（間藤細胞）と呼ばれる細胞に注目しました。

「Mato 細胞」は脳内の老廃物を清掃・除去し，脳の血液循環を良好に保ち栄養成分のスムーズな供給を行うことにより，老化に伴う認知症やその他の病的障害の抑制効果に働く「脳の清掃細胞」の一つと考えられています。われわれは，老化に伴う「Mato 細胞」の形態変化や，「Mato 細胞」が有している酵素活性の低下を指標にココアの老化抑制効果を研究することにしました。

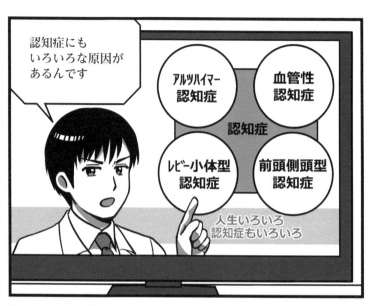
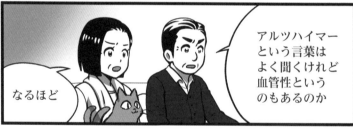
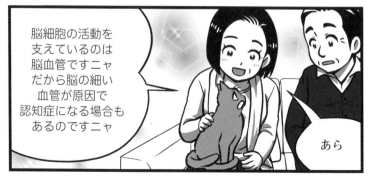

老化抑制効果

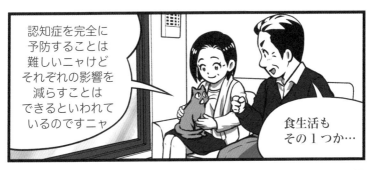

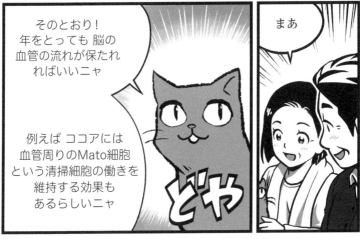

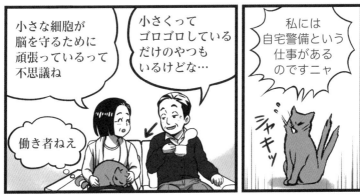

「Mato 細胞」の脳内での働きは、① 脳血管にある血液脳関門の一部として異物の脳への侵入阻止、② 血管壁の脂質、酸化脂質の摂取・分解、③ 脳内の酸化脂質、変性物、浮腫の除去、④ 過剰神経伝達物質の摂取・分解、⑤ 脳脊髄液の循環に対する関与、脳脊髄液内の異物摂取、⑥ 脳（神経）免疫反応に対する関与、⑦ ミクログリア活性（活動）の調節などといったさまざまな機能が確認、あるいは推定されています（図 19）[19]。

年齢を重ねるに従い「Mato 細胞」はその細胞内の顆粒に空胞が多くなり、最終的には空胞に満ちた顆粒が互いに癒合して大型の顆粒となることが知られています。これは取り込んだ異物を消化する能力が、老化に伴い衰えると消化が追いつかず、摂取した物質が蓄積し、細胞は大型となり泡沫化すると考えられています。さらにこの現象が顕著になると、老化、大型化した「Mato 細胞」が血管を圧迫し、血管自体の狭小化を起こすこともわかっています（図 20）[19]。

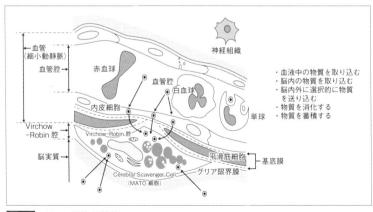

図19　Mato 細胞の機能
　　💡 現在知られている、脳内の Mato 細胞の働き
　　〔文献 19）より引用〕

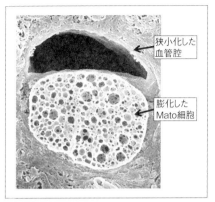

図20 老齢ラットの膨化した Mato 細胞と狭小化した血管
💡 年齢を重ねると，Mato 細胞は膨化し血管を圧迫することも
〔文献 19) より引用〕

☕ 脳の血管にもココアは効くのでは？

もともとココアの成分が大動脈の老化（粥状硬化）に効果があることなどから，われわれは，脳の動脈の老化にも，ココアが効果を発揮できるのではないかと考えました。

そこで老化による「Mato 細胞」の形態変化や酵素活性の変化を指標にココアの老化抑制効果を調べることにしました。純ココアを 2.5％添加したココア飼料を作製し，ラットに自由に摂取させ，ほぼラットの寿命に相当する 85 週間飼育しました。一方で，ココアを添加しない通常の飼料を自由に摂取させたラットも 85 週間飼育しました。その結果から，ココアを摂取していないラットは，「Mato 細胞」内の顆粒の大型化と内部の蜂の巣状化，さらに細胞全体の膨化が進んでいることがわかります（図 21）[19]。また，脳血管について

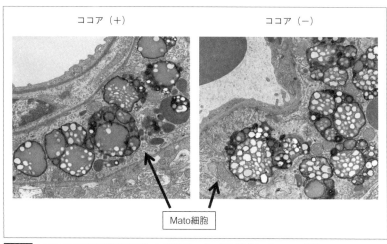

図21 ココア含有飼料で飼育した老齢ラット（85週令）のMato細胞
💡 ココアの摂取により，Mato細胞の老化（細胞内顆粒の空胞化）を抑制
〔文献19）より引用〕

も，「Mato細胞」が血管内側の細胞群（内皮細胞，平滑筋細胞など）を血管内腔へ圧迫し血管腔を狭くする傾向が認められました。さらに，脳内異物を消化・除去するために「Mato細胞」は細胞内に各種酵素活性を有していますが，各種染色を行って確認したところ，ココアを摂取していない通常飼料のラットはその活性が低下していることが明らかになりました[20]。これらの結果から，ココアには，老齢化に伴って起こる「Mato細胞」の形態変化や酵素活性の低下を抑制する働きがあることがわかりました。

高齢まで元気な人には，著名人を含めてチョコレートやココアを好む人が少なくないと聞きます。例えばマザーテレサがチョコレートが大好きだった，などという話は有名です。85歳を過ぎても知的好奇心旺盛で論文を書き続けた「Mato細胞」の発見者（筆者である間藤卓の父）も，もともとチョコレートやココアが大好きで，さら

にこの研究結果を受けてからはますます「わが意を得たり」と愛飲していました。もちろんそれだけでは何ともいえませんし、そういう好奇心や嗜好自体が若々しさを保つ秘訣だったのかもしれません。しかし、ひょっとしたらチョコレートやココアを毎日愉しむことが、脳の血流にも有用な効果を発揮し、高齢になっても好奇心旺盛な脳の活動を支えていたのかもしれません。

●この研究でご指導いただいた方々●
- 間藤方雄　自治医科大学名誉教授

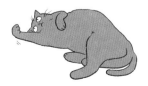

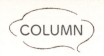

カカオ豆の生産およびココアと
チョコレートの製造法の違い

　ココアもチョコレートもカカオ豆から作られていることは，皆さんよくご存じだと思います。このカカオ豆ですが，カカオの実に含まれる種のことです。学名は，非常に有名な植物学者リンネが名づけた「テオブロマ・カカオ」といい，これはギリシャ語で「神様の食べ物」という意味を表しているそうです。アステカ王国では，王侯貴族やお金持ちだけが食べることができた貴重な食べ物だったといわれています。

　カカオ豆は赤道から南北 20 度以内の緯度の熱帯地域で栽培され，カカオベルトとも呼ばれています。主な生産国は，アフリカ（コートジボワール，ガーナ，ナイジェリア），東南アジア（インドネシア），中南米（エクアドル，ブラジル）などです。

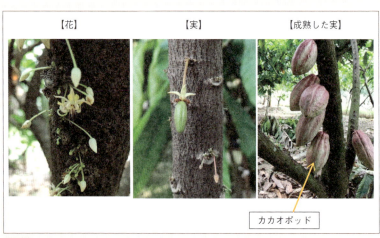

図E　カカオの木

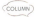 カカオ豆の生産およびココアとチョコレートの製造法の違い

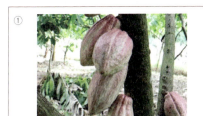

① 成熟したカカオポッドの収穫

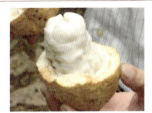

② カカオポッドから果肉（パルプ）および種を取り出す

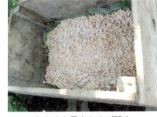

③ カカオの果肉および種を集めて発酵

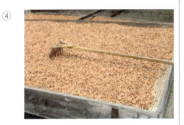

④ 発酵終了後，乾燥
⇒カカオ豆として輸出

図F カカオ豆は発酵食品

　カカオの木は，その幹から直接非常に多くの花を咲かせるのが特徴です。そして，その一部に実がつき，大きな物では写真のようにラグビーボール大にまで成長します。このカカオの実をカカオポッド呼びます（図E）。

　カカオの実を飲用・食用できるようにするまでには，いくつかの工程が必要です。まず，カカオの種は果肉（パルプと呼ばれる種を包む白い部分）とともに取り出され，発酵処理が施されます。この発酵過程で，カカオの魅力的な香りやカカオのおいしさの元が醸成されます。発酵処理が終わりますと栽培現地で乾燥し，その後カカオ豆として日本などに輸出されます。最近，ココアやチョコレートが発酵食品といわれるのは，この過程があるからなんですね（図F）。

　このように現地で発酵・乾燥されたカカオ豆が輸入され，国内の工場で加工し，いよいよチョコレート，ココアができあがります。

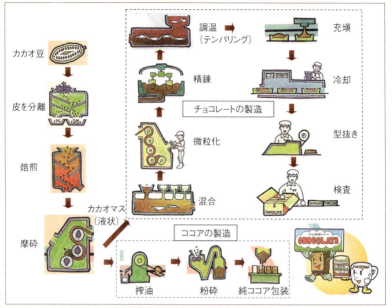

図G ココアおよびチョコレートができるまで

(資料提供:日本チョコレート・ココア協会)

ではここで、国内での加工の工程をみてみましょう(図G)。

① まずカカオ豆を砕き、皮を取り除きます。その後焙煎し、カカオ豆独特の風味を出します。最初に発酵処理がされていないと、この焙煎でココア・チョコレートの風味が出せなくなります。

② 焙煎後、すりつぶしてドロドロの液状(カカオマス)にします。このカカオマスには脂肪(カカオバターと呼ばれます)が約50%含まれます。

ここから、ココアとチョコレートで製造工程が分かれます。

③ ココアの場合、カカオマスを圧搾して脂質含量を10〜20%まで下げます。それを細かく砕いた粉がココアになります。

④ チョコレートの場合、カカオマスを作る工程まではココアと同じですが、カカオマスにミルク、砂糖、さらに先ほどの③の工程で絞り出したカカオ

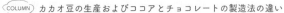
COLUMN カカオ豆の生産およびココアとチョコレートの製造法の違い

の油（カカオバター）を加え，長い時間練り上げ（精錬）ると，チョコレートの甘い香りが作られてきます。その後温度を調整して，油を安定した結晶状態にさせてから，型に流し込み，チョコレートが完成します。こうしたさまざまな工程が，ココアやチョコレートの風味を支えています。

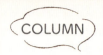

出世魚？ 見た目と呼び名が変わります

　発酵後に乾燥させたカカオ豆を焙煎して，チップ状に粉砕したものが「カカオニブ」です。ちなみに，カカオニブをさらに細かくすりつぶして液状にしたものを「カカオマス」といい，これがチョコレートやココアの原料となります。つまりカカオニブとは，チョコレートなどに加工される前の段階のカカオのことを指します。

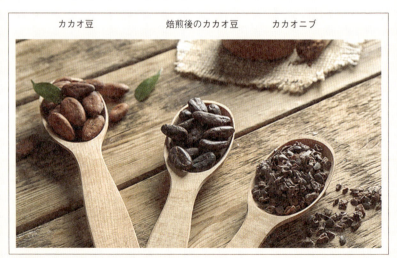

図H　加工とともに変わるカカオの姿

中性脂肪の
蓄積抑制効果

ココアに思いがけない効果

「**お**いしいものは，脂肪と糖でできている。」というのは，ホントに上手な CM コピーですね。その連想からか，ココアを飲むと太る？ と心配している人もいるかもしれません。しかしココアが栄養豊富でありながら，中性脂肪の蓄積を抑制することは意外に知られていないと思います。

中高年を悩ますメタボリック症候群の根底には，カロリー摂取の増加や，運動不足などから生じる肥満が一つの大きな要因として考えられています。健康診断などでも，腹囲や体脂肪率の測定，そして BMI〔体格指数：体重 kg÷(身長 m)^2〕が広く行き渡り，BMI が 25 以上で太り気味と指摘された人は多いのではないでしょうか。また，とくに内臓脂肪の蓄積とメタボリック症候群との関係が指摘され，CT スキャンによる内臓脂肪量の測定も，重要な肥満の指標になっています。これらの指標の是非はともかく，過度な肥満が好ましくないことは明らかです。

われわれは各種のココア機能性を研究する過程で，ココア摂取が中性脂肪の蓄積を抑制する効果に気づきました。これはわれわれにとっても思いがけない発見でした。

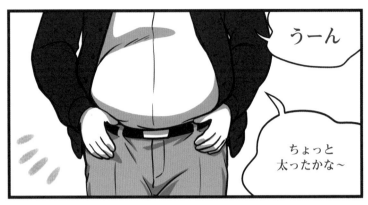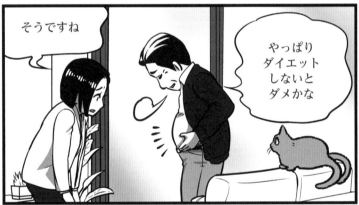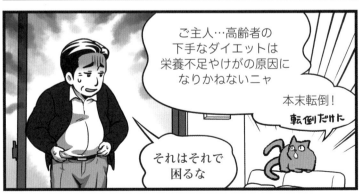

中性脂肪の蓄積抑制効果

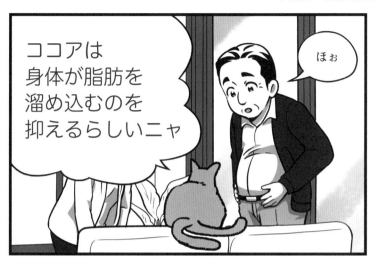

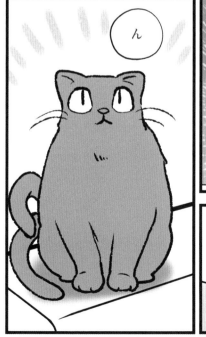

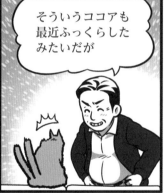

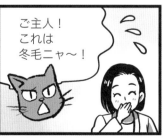

ココアの中性脂肪蓄積への効果を探求する！

当時（2003年頃）最新の研究手法であったDNAマイクロアレイ解析[註]と呼ばれる研究手法を使って研究を行い，ココアの中性脂肪蓄積抑制のメカニズムについて検討を開始しました[21]。

試験の概要です。体重を基準にして，ラットを群間差がないように10匹ずつ，2つの群に分けました。ココアを12.5％含む試験食および対照食は，ともに脂肪含量が約30％の高脂肪食としました。そして，試験食も対照食もカロリー源となる脂肪，炭水化物およびタンパク質はもちろん，ほかの栄養成分もほぼ等量含まれるように調整し，2群間の摂取カロリー量を同一にしました。

21日間の飼育後，体重の測定および肝臓・腓腹筋・腸間膜白色脂肪組織（内臓脂肪の代表）の重量を測定しました。また，同時に血清中の中性脂肪値を測定しました。その結果，図22[21]に示すように，体重の増加率，腸間膜白色脂肪組織については，ココア食摂取群のほうが対照食摂取群に比較し統計的に有意に低く，血清中性脂肪値についても低下傾向が認められました。同時に測定したほかの各種臓器重量では，2群間で大きな変化は認められませんでした。これらのことから，ココア摂取は高脂肪食による体重増加および内臓脂肪の蓄積を抑制し，併せて血清中性脂肪量の増加を抑制することが示唆されました。この結果は，当時のわれわれにとっても驚くべき結果でした。そこでさらにその機序を調べるために，この2群からそれぞれ各群を代表する個体を2匹ずつ選択しました。各個体

註) DNAマイクロアレイ解析：
　　ヒトをはじめ多くの動物，植物，微生物の全DNA配列が決定されているのを背景として，ある特定の遺伝子だけではなく，多くの遺伝子発現パターンを同時に，そして網羅的に解析することができる研究手法のこと。

中性脂肪の蓄積抑制効果

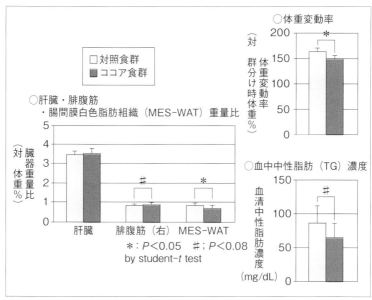

図22 ココアの抗肥満効果および中性脂肪蓄積抑制効果
💡 ココアの摂取により，中性脂肪の蓄積が抑制
〔文献21）より引用〕

の肝臓および腸間膜白色脂肪組織からそれぞれ全RNAを調製し，マイクロアレイを用いてDNA発現解析を行いました。

その結果，肝臓での主たる肥満抑制に関与するメカニズムは，脂肪酸合成の抑制と脂肪酸酸化の活性化であることがわかりました。肝臓においては脂肪酸合成酵素の遺伝子発現量がココア摂取群で減少していましたが，脂肪酸酸化に関しては大きな変化が認められませんでした。

また，腸間膜白色脂肪組織においては，脂肪酸合成にかかわる遺伝子群，例えば脂肪酸合成酵素や脂肪酸合成に関与する転写因子として知られるSREBP-lc(ステロール調節因子-I結合タンパク質lc)

の発現が減少していました。この因子の発現低下は,脂肪酸合成の低下に関与すると考えられています。そのほかに,脂肪酸運搬系因子の遺伝子発現量がココア摂取群で減少していました。また,脂肪酸運搬系因子の転写因子であるPPAR-γ(ペルオキシソーム増殖因子応答性レセプターγ)の遺伝子発現量も,ココア摂取群で減少していました。

一方,ミトコンドリア熱産生系のタンパク質であるUCP-2(脱共役タンパク質2)の発現量増加が,ココア摂取群で認められました。UCP-1は熱産生系タンパク質として広く知られていますが,UCP-2もUCP-1と同様に熱産生に関与していると考えられています。

適度なエネルギー摂取を心がけましょう

今回の結果は次のようにまとめることができます(図23)[21]。

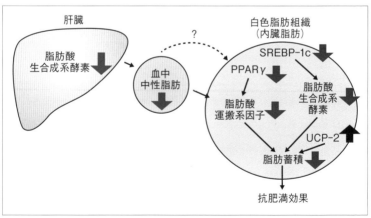

図23 「ココアの抗肥満作用」仮説
 試験結果から予測される,ココアによる抗肥満効果の仮説
〔文献21)より引用〕

●高脂肪食によって生じる腸間膜の白色脂肪組織の重量変化は，ココア摂取によって抑制

●ココア摂取による遺伝子発現の変動

　　肝臓では，脂肪酸合成系の遺伝子が下向きに調節

　　腸間膜白色脂肪組織では，

　　　　　　　脂肪酸合成系の遺伝子が下向きに調節

　　　　　　　脂肪酸運搬系の遺伝子が下向きに調節

　　　　　　　脂肪酸燃焼系の遺伝子が上向きに調節

　したがって，これらの作用を総合して脂肪の蓄積は減少すると推測されることがわかりました。

　欧米の人たちは日本人以上に肥満の割合が多く，またカカオの研究が盛んなことから，ヒトを対象にしたココアやチョコレートの抗肥満効果が活発に研究されています。そして多くの研究はココアに抗肥満効果があることを支持していますが，まだ未解明な点が多いのも事実です。適度なエネルギー摂取（わが国の農林水産省は，嗜好食品からのエネルギー摂取を1日当たり200 kcal 以下とすることを目安としています）の範囲内でココアを楽しんではいかがでしょうか。

●この研究でご指導いただいた方々●

◎ 阿部啓子　東京大学大学院農学生命科学研究科特任教授

◎ 松本一朗　米国モネル化学感覚研究所研究員（当時・東京大学大学院農学生命科学研究科特任准教授）

歯周病
予防効果

いつまでも，自分の歯で
おいしく食べましょう！

コ
コアが有する抗菌効果は，ココアの機能性研究を始めた当時（1997年頃）はまだほとんど知られていない機能性でした。ココアには，ポリフェノールや不溶性食物繊維をはじめ，多くの機能性成分が含まれていること，さらにココアに含まれるポリフェノールは重合度が高く，消化吸収されなかったポリフェノールの一部は腸内を通過することが知られていました。また当時，"ポリフェノール"には抗菌効果があることは知られはじめていましたので，われわれはココアにも同様の効果が期待できると考え，消化管内に棲息する歯周病[註]原因菌（口腔内），ヘリコバクターピロリ（胃内），下痢原性細菌（腸管内）に対する抗菌効果を調べることにしました。

高齢化が進むなかで，元気に食べることの重要性が認識されています。それを受けて，厚生労働省の「健康日本21」では，口腔内および全身の健康を保つために"80歳で自分の歯を20本保持しましょう"という"8020運動"が提唱されています。高齢になっても自分の歯でおいしく食事をすることは，人生の楽しみですし健康にも重要なのです。

歯を保つために必要なポイントは，歯周病とう蝕（むし歯）対策です。歯周病は，う蝕に比べると一見地味ですが，歯科の二大疾患の一つであり，現在成人の約80％がかかっているといわれています。それだけでなく，歯周病関連菌を含む細菌の固まり（プラーク）は嫌気性菌が集まったもので，気管に落ち込むと誤嚥性肺炎の原因になるという話を聞いたことがあると思います。それに加えて最近の研究では，歯周病関連菌が炎症を引き金にして血管に入り，心臓や肺，脳，さらに全身にまで影響を及ぼすことが報告[22]されています。たかが口の中の話と侮るなかれ，口は災いの元なのです。

註）歯周病：
　　歯と歯肉の間に，原因となる歯周病関連菌が感染・増殖することにより起こる炎症が本態。歯肉の腫れや出血を引き起こし，悪化すると歯を支持している組織が破壊され，歯がぐらぐらになる。

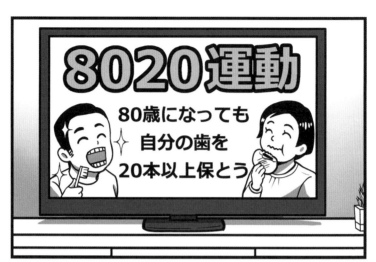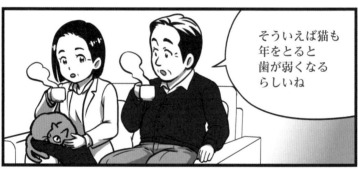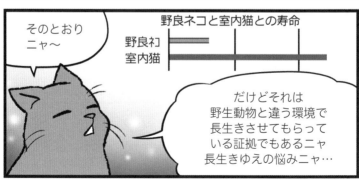

歯周病予防効果

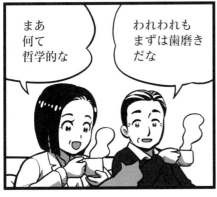
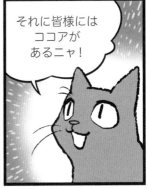
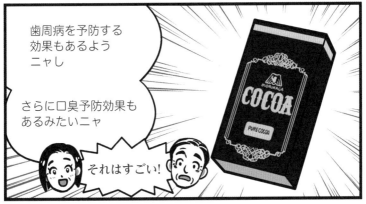
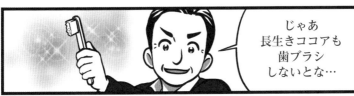
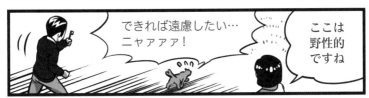

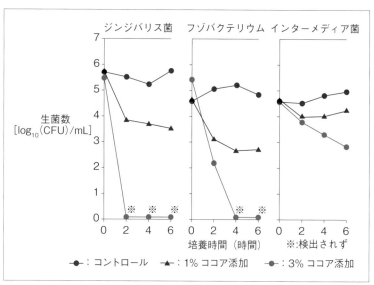

図24 歯周病関連菌に対するココアの効果
💡 ココアには主な歯周病関連菌に対する殺菌効果
〔文献23)より引用〕

さてここで，歯周病関連菌に対するココア熱水抽出液の抗菌効果[22)]について説明します。この研究に用いた熱水抽出液とは，通常私たちがココアを熱い湯で溶かして飲む場合の上澄み液に相当し，ポリフェノールやテオブロミンなどの有用成分が多く溶け込んでいます。図24[23)]のグラフは，試験管内で培養した歯周病に関連する主要な3種類の菌（ジンジバリス菌，フゾバクテリウム，インターメディア菌）に対するココア熱水抽出液の抗菌効果を示しています。横軸が培養時間を，縦軸が生菌数を表します。3種類の菌ともに，ココアの添加量が多いほど抗菌効果が強くみられることがわかりました。

私たちがココアをおいしく楽しむ濃度では，ココアがお湯や水の

中に 3〜10％程度含まれています。そのもっとも低い飲用濃度に近いココアを 3％添加した場合では，ジンジバリス菌が培養 1 時間後，フゾバクテリウムでは培養 3 時間後に生菌数が検出限界以下にまで減少しました。またインターメディア菌においても，ジンジバリス菌，フゾバクテリウムほどではありませんが，抗菌効果がみられることがわかりました。また，この抗菌効果は，ココアの濃度を高くするほど強くなることが確かめられました。本書では詳しく記述しませんが，この抗菌効果を有する主な成分を調べた結果，ココアに含まれるポリフェノールであることが明らかとなりました。

　ココアの歯周病関連菌に対する強い抗菌効果が明らかになったのに意を強くして，次に，歯周病関連菌が感染している人を対象にして，ココアを飲むことによって実際に菌数が減るのか，また，口臭の低減効果の有無を検討しました。というのは歯周病が進むと，歯周病関連菌が産生する揮発性硫黄化合物によって口臭が強くなることが知られているからです。

歯周病関連菌を減少させ，口臭にも効果が

　有志の方を募り，ココアを 8％の濃度で含んでいるココア飲料を 2 週間摂取してもらい，その摂取期間の前後で歯周病関連菌の菌数と口腔内に含まれる細菌の総数を検査しました[24]。口腔内には多くの常在菌が棲息していて，「口内フローラ」と呼ばれる細菌の集合体が形成されています。これはこれで口腔内の健康を保つために重要といわれていますので，できるだけ歯周病関連菌の割合を減少させながら，口内フローラ全体のバランスを壊さないことが重要です。はたして，この試験の結果，3 種類の歯周病関連菌はすべて減少傾向が認められ（図 25）[24]，口腔内の細菌数全体では明らかな変化は認められませんでした。つまり，ココア飲料は，口内フローラのバ

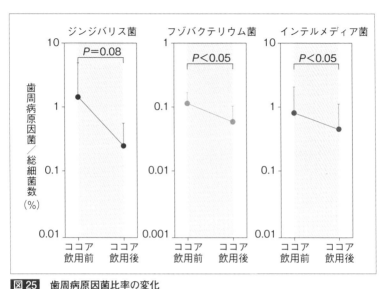

図25 歯周病原因菌比率の変化
　💡 ココアを飲むと,口腔内の総細菌数に対する歯周病関連菌比率が減少
〔文献 24)より引用〕

ランスを大きく壊すことなく,歯周病関連菌の割合を減らす可能性が確かめられました。また,呼気に含まれる口臭の原因となる揮発性硫黄化合物（硫化水素,メチルメルカプタン,ジメチルサルファイド）の濃度をココア摂取前後で比較してみると,すべてが低下しており,口臭低減効果が明らかになりました（図26）[24]。そして,当たり前かもしれませんが,ココアの飲用を止めるとこれらは元の濃度に戻ることがわかりました。これらの結果をまとめると,2週間のココア飲用によって,口腔内の歯周病関連菌の数および,呼気中の口臭成分がともに減少したことから,ココアの歯周病予防効果の有効性を臨床試験で示すことができたといえます。

　さて,歯周病による炎症の進行には活性酸素がかかわっていると

歯周病予防効果

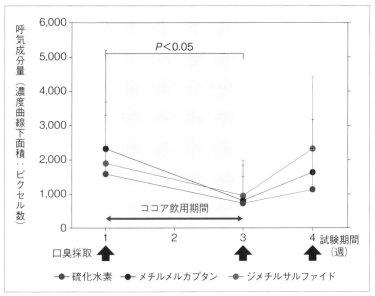

図26 呼気成分の変化
　💡 ココアを飲むと，口臭に関与する成分の量が減少
〔文献24）より引用〕

考えられています。岡山大学の友藤孝明医師らは，ココア投与により体内の活性酸素を低下させ，歯周病の炎症を抑制することができたとの実験結果を報告しています[25]。ちなみに歯周病以外のわれわれの研究から，ココアで歯を磨くと歯の表面の汚れが少なくなることが明らかとなり，なんとココア入りの歯みがきまで考案されたのです[26]。

　このようにココアは，口腔内衛生全般に貢献できる可能性を備えた飲料であるといえます。「ココアを飲んでいつまでも元気に食べよう」がこれから常識になるといいですね。

　とはいえ，おいしいココアには糖分などが含まれていますので，

飲用後には歯磨きを忘れないようにしましょう。

●この研究でご指導いただいた方々●

- 前田伸子　鶴見大学歯学部名誉教授（当時・鶴見大学歯学部口腔微生物学講座教授）
- 大島朋子　鶴見大学歯学部口腔微生物学講座教授（当時・講師）

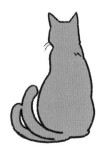

歴史にみるチョコレート・ココアの発見と広がり

　カカオ豆は最初，ほかの果物と同様にカカオの果肉（パルプ）の部分を食べ，カカオ豆となる種子は捨てていたと考えられています。ところがあるとき，偶然に火が加わることで，カカオ豆がすばらしい香りと味になることが発見され，その後，カカオ豆を焼いてすりつぶして飲用するようになったといわれています。

　日本チョコレート・ココア協会のホームページには，チョコレート・ココアの歴史についての詳細な記述があります。ここでは，カカオ豆が利用されはじめたオルメカ文明からヨーロッパに伝わるまでの世界の歴史と，日本へ伝来してから製造が始まるまでの日本での歴史について，抜粋・引用して紹介します。

世界史の中のカカオ ①

【オルメカ文明（紀元前 1500 年～400 年頃）】

　カカオのもっとも古い痕跡は，メキシコ湾岸沿いの肥沃な低地に，中米最古の文明を築いたオルメカ族に行きつきます。オルメカ文明にはカカオ（カカウ）という言葉があり，オルメカ人はカカオを最初に利用したといわれます。

　カカオはその後，マヤ族やトルテカ族に伝わったのちアステカ族に伝わり，いろいろな用途で使われていたことが明らかになっています。

【アステカ王国】

　アステカ族は 14 世紀にテノチティトラン（現在のメキシコシティ）を首都としてアステカ王国を建設しました。各地から産物を年貢（一種の税）として納めさせましたが，カカオの産地の人々はカカオ豆で納めていました。

16世紀初頭，アステカ王国はエルナン・コルテスの率いるスペインの軍隊によって征服され，滅亡しました。アステカの遺跡・文書などの多くは異教徒のものとして破棄されましたが，多くのスペイン人がアステカ文明におけるカカオについて記しています。また，残された遺産からも多くのことが伝わっています。

アステカにおけるカカオの用途

【神様の食べ物"ショコラテ"】

アステカ人社会において，カカオは神秘的な力をもつものとして大切にされましたが，カカオを利用できたのは王族・貴族・上流階級などに限られました。カカオが貴重だったのは，生産地が限られ容易に手に入れることができないだけでなく，カカオ豆自体が堅く，簡単に腐ったり潰れたりしないことから，交易のために長距離を移動させることができたことにもよります。カカオの輸送途中には，泥棒に襲われないために戦士が護衛についたほどでした。

【カカオの用途】

● 儀式の捧げものとして

農作物の種まきや収穫（豊穣）の祈りへの供物となり，また，人の誕生，成人，結婚や死に至る通過儀礼で神々へ捧げられました。

● 薬として

疲労回復・滋養強壮や精神高揚などの薬効が知られ，カカオに薬草を混ぜてさまざまな病気の治療に用いられました。

● 貢物，交易品として

カカオは産地から，首都テノチティトランへの貢物として送られてきました。スペイン人は征服後もこのシステムを利用しました。

● 貨幣として

テノチティトランがスペイン人によって陥落されて間もない頃，1545年に書かれたナワトル語（アステカ族の言語）の記録に，カカオの貨幣価値が書かれています。

歴史にみるチョコレート・ココアの発見と広がり

● 飲み物として

アステカ族にとっても，カカオは飲み物として大切なものでした。貨幣として使われるほど価値があったため，摂取できたのは王族，貴族，上流階級，貿易商人などの特権階級でした。戦士は，カカオが戦闘意欲を高揚させるという理由で飲むことができました。カカオは普段から飲むものではなく，宴会や食事の後に供されたようです。

世界史の中のカカオ ②

【ヨーロッパへの伝来】

コルテスはアステカ王国を滅ぼした人物として有名ですが，スペイン国王カルロス一世に宛てた書簡で，「このカカオと申すものは，粉にして売られ，たいへん珍重されているものであります。当地では広く貨幣の役割を果たし，市場でもほかの場所でも，必要な物をすべてこれで買うことができます」とカカオの有用性を報告しています。

【スペインへ伝わる】

スペインにいつチョコレートが伝わったか，そのルートや正確な年月はわかりません。新スペインとスペイン本国の間は，貴族・軍人・聖職者・官僚・商人などのさまざまな人の往来がありました。これらの多様なルートを通じて，新スペインで庶民にまで広がっていたチョコレート飲料がスペイン本国に伝わったと考えられます。

また，修道院組織や聖職者組織が大きな役割を果たしました。修道院や聖職者の組織は，その布教のため南米へも積極的に出かけました。そこでカカオを知りヨーロッパに持ち帰ったのです。修道院は，厳しい戒律のなかでもカカオを飲む（当時は，現在のチョコレートのように固形ではなく，ココアのような飲み物でした）ことは許可されていて，よく飲んでいたようです。1534年にピエドラ修道院でヨーロッパ最初のカカオが調理されたといいます。1544年には，ドミニコ会修道士たちがマヤ族の貴族を伴ってスペインを訪れ，フェリペ皇太子に謁見した際に，泡立てたチョコレートを用意していました。

スペインに輸入されるカカオは少量であり，しかもたいへん高価だったた

め，一部の人のみがチョコレートを享受できました。その後，カカオはヨーロッパ各国へ伝わったといわれています。

日本史とカカオ；伝来は江戸時代

日本にチョコレートが伝わったのは江戸時代のこと。外国（オランダ・中国）との交易の窓口であった長崎に，チョコレート伝来の記録があります。

● 寛政 9（1797）年 3 月晦日　長崎の遊女が"しょくらあと"を貰い請ける

長崎の著名な遊女町であった丸山町・寄合町の記録『寄合町諸事書上控帳』に，寄合町の遊女大和路が，出島の阿蘭陀人から貰い請けて届け出た品物のなかに，"しょくらあと　六つ"の記載があります。これが史料に記された日本で最初のチョコレートです。

長崎出島の阿蘭陀人は帰国に際し，使い古した蒲団や道具類などを遊女に与えており，それらは当人に払い下げられました。『寄合町諸事書上控帳』は失われた部分も多く，この日以外にもチョコレートを貰い請けたり，届出をしなかったものもあったと考えられ，長崎ではチョコレートは異国の珍品として知られていたようです。

● 明治時代

明治新政府は明治 4（1871）年から 6 年にかけて，特命全権大使に岩倉具視，副使に木戸孝允・伊藤博文・大久保利通とする使節団を米欧に派遣しました。その際フランスでは，1 月 21 日にパリ郊外のセーヌ川北岸にあるチョコレート工場を訪れています。チョコレートの製法やカカオ産地の情報なども調べており，『特命全権大使米欧回覧実記』に詳述されています。これが近代日本への初めてのチョコレートの紹介です。

また，同年 6 月にはウィーン万国博覧会を視察し，佛國出展のなかに 3 社からのチョコレート出品も記述されています。

文明開化が進むにつれ，チョコレートの製造（輸入原料チョコからの加工）・販売に参入する店が増えてきます。これまで高価で，味も一般庶民になじみがなく，居留外国人や海外から帰った人たちが楽しんでいたチョコレートが，少しずつ身近なものになっていきます。

● 輸入通関統計にチョコレートが記載

輸入統計に「チョコレート」という項目が分類されるのは明治 40（1907）

COLUMN 歴史にみるチョコレート・ココアの発見と広がり

年からで，明治 38 年まで遡って数字が掲出されています〔明治 38 年の輸入量は 51,892 斤（約 31,135 kg）でした〕。

● 明治 32（1899）年　森永商店（現森永製菓），チョコレートの製造始める

　この年，森永商店は，輸入原料チョコレートからクリームチョコレートの生産を始めました。日本のチョコレートの工業化の始まりです。明治 37（1904）年 10 月にはクリームチョコレートの広告を報知新聞紙上に出しています。

　また，明治 42（1909）年には板チョコレートの生産・販売を始めました。わが国最初の板チョコです。さらに大正 8（1919）年にはミルクココアを発売しました。これが日本のココア第一号です。

● 日本におけるチョコレートの工業化

・大正 2（1913）年　不二家洋菓子舗（現不二家）がチョコレートの製造・販売を始める

・大正 3（1914）年　芥川松風堂（現芥川製菓）がチョコレートの製造・販売を始める

・大正 7（1918）年　東京菓子（のち明治製菓・現明治）がチョコレートの製造を始める

Memo

ピロリ菌に対する抗菌効果

胃炎，胃潰瘍および胃がんを予防！

われわれがココア機能性研究で最初に取り組んだのは，実はヘリコバクターピロリ（本書では以降，ピロリ菌と呼びます）に対する抗菌効果でした。1990年代のことです。

ピロリ菌が発見されたのは，それほど昔ではありません。1983年にオーストラリアのロビン・ウォレンとバリー・マーシャルが，ヒトの胃から採取した奇妙ならせん状の菌を培養することに成功しました。2人は，ピロリ菌の発見により2005年にノーベル生理学・医学賞を受賞しましたが，何よりこのピロリ菌が胃炎や胃潰瘍に関与しているということが医師たちを驚かせたのです。

ピロリ菌は胃炎・胃潰瘍の治癒の遅延および再発因子，さらに驚いたことに胃がんの発癌性因子であることが解明されました。問題は日本人のピロリ菌感染率が他の先進諸国と比較して高く，健常成人の30〜40％（とくに高齢者は感染率が高い）が感染していることで，胃がんの発生を防ぐために，最近は積極的にピロリ菌の除菌が行われていることは，皆さんも聞いたことがあると思います。

そこでわれわれは，普段の生活のなかでココアを摂取することにより，補助的に胃内のピロリ菌感染の抑制や，胃内にすでに棲息しているピロリ菌を減少させることができるのではないかと考えました。

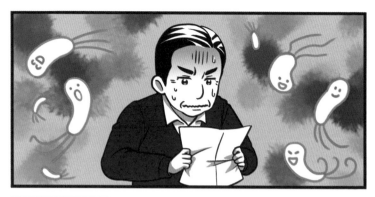
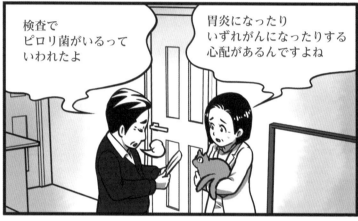
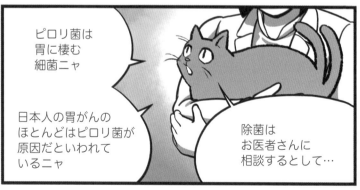

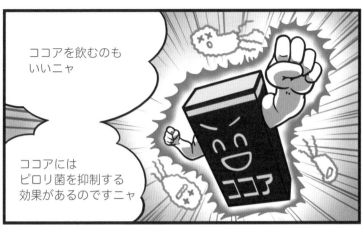
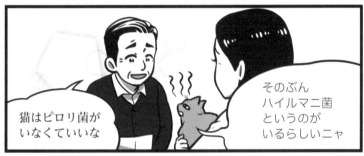
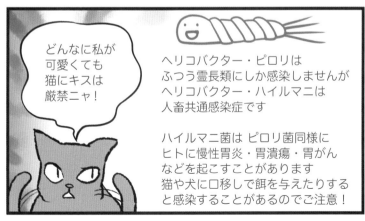

まずはじめに、ピロリ菌が胃内に棲息する過程での最初のステップである胃上皮細胞への付着を、ココアやその他の飲料が抑制できるかどうかについて調べてみました。試験の結果では、紅茶、ウーロン茶、ココアが高い効果を有していましたが、ココアがもっとも少ない量でピロリ菌の付着を阻害しており、ピロリ菌の胃上皮細胞への付着抑制効果はココアがもっとも高いことが判明しました[27]。

次に、ピロリ菌が増殖できる試験培地でピロリ菌を培養し、そこにココアの熱水抽出液を添加しピロリ菌の増殖に対する影響を調べました。何も添加せず増殖培地のみではピロリ菌は増殖を続け24時間後には約30倍に増殖しました。一方、ココアを添加した場合、添加量が通常の飲用濃度付近であるココアを3.5％含んでいる状態でも、ピロリ菌に対して顕著な増殖抑制効果が認められました（図27）[27]。さらに、ココアを10％添加した場合には、より強い増殖抑制効果が認められ、培養1時間後には約80％のピロリ菌が死滅して

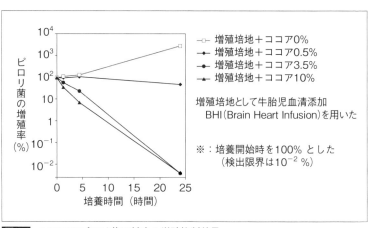

図27 ココアのピロリ菌に対する増殖抑制効果
💡 ココアにはピロリ菌の増殖を抑制する効果
〔文献27）より引用〕

いました。

ピロリ菌増殖抑制の秘密を探る

ココアの熱水抽出液に含まれ、近年もっとも注目を集めている機能性成分の一つがココアポリフェノールです。そこでわれわれも、ピロリ菌増殖抑制がココアポリフェノールによってもたらされたのではないかと推察して、検討[28]を開始しました。ポリフェノールの研究でしばしば用いられる実験方法に従い、ココアの80％エタノール抽出液から順にクロロホルム、酢酸エチルでの抽出を行い、最後に残った水層を残存水層画分とし、それぞれのピロリ菌増殖抑制効果を調べました。

さてその結果ですが、緑茶などではポリフェノールは主に酢酸エチル層（主に重合度が低いポリフェノール類が含まれている）に抽出されると報告[29]されており、ココアの場合も同様です。しかし、そのポリフェノール含量が多い酢酸エチル層には、不思議なことにピロリ菌に対して増殖抑制効果と呼べるような強い活性はありませんでした。一方、残存水層は、主に重合度の高いポリフェノールが含まれていると考えられているところですが、そこもほとんどピロリ菌の増殖抑制活性は認められませんでした。ではもっともピロリ菌増殖抑制活性が強かったのはどこか、それはクロロホルム層でした。しかし分析した結果、予想に反してこの部分にはポリフェノールはごくわずかしか含まれていないのです（図28）[27]。

さらに、ポリフェノールを除去するためポリフェノールの吸着剤を使って、ポリフェノール除去サンプル（ポリフェノールの約80％を除去）を作製し、ピロリ菌増殖抑制効果を検討しました。ところが、そのサンプルでも、ピロリ菌増殖抑制効果はほとんど低下することはなく、結論としては、ココアの場合、ピロリ菌増殖抑制効

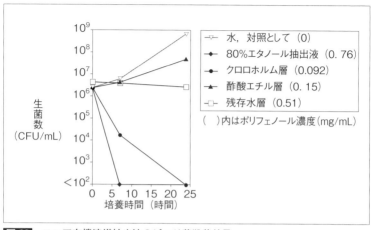

図28 ココア有機溶媒抽出液のピロリ菌殺菌効果
💡 ポリフェノール以外のココア成分に大きな抗ピロリ菌効果が
〔文献27〕より引用〕

に対してココアポリフェノールの寄与は小さいと判断しました。

☕ 抗ピロリ菌の有効成分は,遊離不飽和脂肪酸

そこでわれわれは,あらためてココアに含まれるどの成分がピロリ菌に対する抗菌効果を有しているかを検討しました。先に示しましたポリフェノール含有量が少なくピロリ菌増殖抑制効果がもっとも強いクロロホルム層抽出画分をさらに分析した結果,この画分には各種の遊離脂肪酸が多く含まれていることが明らかとなりました。ココアに含まれる主な遊離脂肪酸は,飽和脂肪酸としてはパルミチン酸とステアリン酸,不飽和脂肪酸としてはオレイン酸とリノール酸の4種が存在しています。これらを調べた結果,不飽和脂肪酸であるオレイン酸,リノール酸には強い抗ピロリ菌活性があり,飽和脂肪酸であるパルミチン酸,ステアリン酸には活性がないことが明らかになりました。これらの結果から,ココアに含まれる

ピロリ菌に対する抗菌効果

　抗ピロリ菌有効成分の主なものは，遊離不飽和脂肪酸であるとわれわれは考えています。

　ピロリ菌が発見されて以来，その除菌方法について多くの試みがなされてきました。われわれは，ピロリ菌除菌が保険適用になる前に行われていた2剤（胃酸分泌抑制剤＋抗菌薬）による除菌時に，ココアを同時に飲用した場合の除菌効果の改善を調べました。なお，この試験で使ったココアは，市販ミルクココアと比較して遊離不飽和脂肪酸量を約2倍に高めたココアを用いました。その結果，ココアを摂取した群では除菌成功率は高くなりましたが，統計的な有意差は認められませんでした。

　次に，胃腸の病的な症状はないもののピロリ菌を保菌している健常人に，ココアを毎日1杯飲んでもらい，尿素呼気試験[註]の結果から胃内のピロリ菌数の増減を推定しました。ココアを飲まない群では試験開始1カ月経過後の尿素呼吸試験測定値はほとんど変化しなかったのですが，ココア飲用群では試験開始1カ月経過後の尿素呼気試験測定値が約15％低下しました（図29）[28]。尿素呼気試験測定値は感染ピロリ菌数をある程度反映すると考えられますので，対照群との間で有意差は認められなかったものの，尿素呼気試験の測定値は低下し，1日1杯のココアを飲むことにより感染しているピロリ菌数を減少させる可能性が示唆されました。

　前述したように，ココアはピロリ菌が胃上皮細胞に付着するのを抑制すると同時に，強いピロリ菌殺菌効果を有しています。これら

....

　註）尿素呼気試験：
　　　胃の中のピロリ菌感染を調べる検査。ピロリ菌が感染している場合，ピロリ菌がもつウレアーゼという酵素により，検査薬に含まれる^{13}C–尿素がアンモニアと^{13}C–二酸化炭素に分解され，^{13}C–二酸化炭素は呼気中に検出される。

115

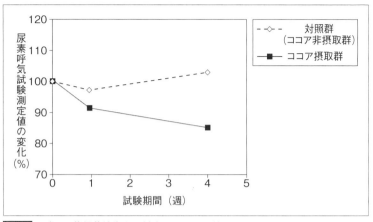

図29 ピロリ菌保菌健常人に対するココアの効果
💡 ピロリ菌保菌健常者がココアを飲むと，ピロリ菌の数が減少する可能性
〔文献28）より引用〕

の結果，ピロリ菌が胃内に定着するのを抑制する効果が動物実験で認められています[27]。また，すでにピロリ菌が感染している健常人の場合でも，その菌数を低減する効果が期待できることが明らかになりました。これらのことから，ピロリ菌の除菌はそれぞれのお医者さんにお願いすることとして，加えて日常的にココアを飲むことが，知らぬ間にピロリ菌を抑制することに一役買っているといえそうです。

●この研究でご指導いただいた方々●

【試験管内および動物研究】
- 神谷 茂　杏林大学保健学部長（当時・杏林大学医学部感染症学教室教授）

【臨床試験】
- 鈴木達夫　株式会社予防医学推進センター代表取締役社長（当時・北里研究所医療環境科学センター長）
- 玉田親造　三愛熊谷医院医院長

下痢原性
細菌に対する
抗菌効果

食中毒に注意しましょう！

　　腔内，胃内において人間の健康に悪影響を及ぼす細
　　菌に対するココアの抗菌効果について説明してきま
した。最後に，食中毒の原因となる細菌へのココアの作用
を紹介します。

　ココアが長い消化管を旅している間に，ポリフェノール
の一部やテオブロミンなどの成分は消化・吸収されます
が，他方，大腸まで到達する成分も多くあります。もし消
化管の中でココアの成分と下痢を起こす原因となる細菌が
出会うことがあれば，これらの菌に対する抗菌効果が期待
できるのではないか，と考えて研究を開始しました。

　われわれは，代表的な食中毒原因菌である腸管出血性大
腸菌 O157：H7（以後，O157：H7 と略します）に対する
ココアの抗菌効果について検討することにしました。

　1996 年の堺市での大流行や，最近でも時々報道される痛ま
しい食中毒の原因菌として O157：H7 の名前を聞いたことが
あるかもしれません。O157：H7 はベロ毒素と呼ばれる毒素
を主要な病原因子として産生し，下痢や出血性大腸炎の原因
となるばかりではなく，合併症として脳症や溶血性尿毒症症
候群と呼ばれる致死的な疾患を引き起こす怖い細菌です。

117

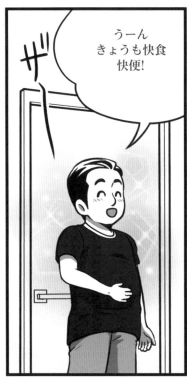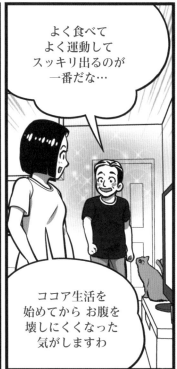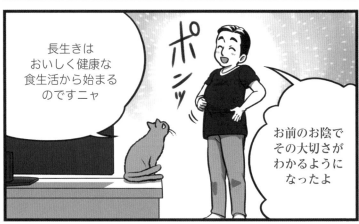

下痢原性細菌に対する抗菌効果

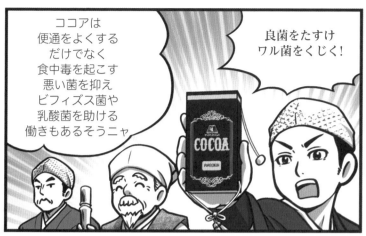

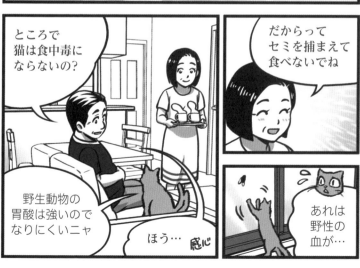

"O157"に対しても大きな効果が

まずはじめに試験管内でO157：H7に対する殺菌効果を調べた結果を簡単に示します[30]。O157：H7をリン酸緩衝化生理食塩水（PBS）に懸濁し，ココア熱水抽出液を添加します。この試験で用いたココア熱水抽出液とは，純ココアを熱水で溶解したときの上澄み液に相当し，濃度も私たちが通常摂取しているココアとほぼ同等です（もちろん実験には冷まして使います）。

さて結果ですが，O157：H7が活発に増殖できる増殖培地で約10,000個のO157：H7を培養したところ，増殖培地では6時間後には菌数が約10,000倍にも増加しました。一方，栄養の含まれていないPBSではほとんど菌数は変わることありませんでした。ところが，ここにさらにココア熱水抽出液を添加したところ，何と3時間後には菌が検出できないくらいに減少していました（図30）[30]。

続いて，O157：H7が活発に増殖できる増殖培地に，ココア熱水抽出液を添加してみました。その結果，PBSの場合と異なりO157：H7の増殖を完全には抑制することはできませんが，濃度を増した8％のココア熱水抽出液を添加した場合には明らかな増殖抑制効果を示し，増殖培地での菌数と比較して，3時間後には約1/10，そして6時間後には約1/100に菌数が低下していました（図31）[30]。

先に述べたように，O157：H7が怖いのは，この細菌がベロ毒素と呼ばれる毒素を産生することです。その結果単なる下痢だけではなく，出血性大腸炎，溶血性尿毒症症候群，脳症などの重篤な合併症を引き起こすのです。しかしココア熱水抽出液を添加することで，驚いたことにO157：H7の菌数だけではなくベロ毒素の産生も1/4〜1/32に低下することが明らかになりました。

下痢原性細菌に対する抗菌効果

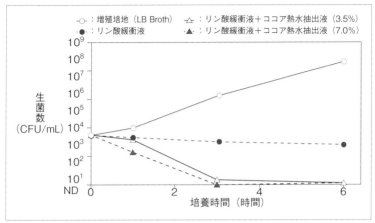

図30 ココアのO157：H7に対する殺菌効果
💡 ココアには腸管出血性大腸菌（O157：H7）に対する殺菌効果
〔文献30）より引用〕

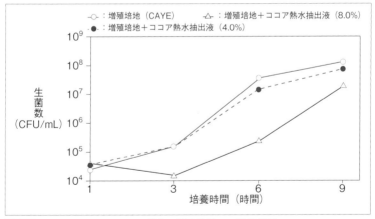

図31 ココアのO157：H7に対する増殖培地での殺菌効果
💡 O157：H7が活発に増殖する条件下でも，ココアの増殖抑制効果は有効
〔文献30）より引用〕

効果の秘密はポリフェノール

さてこのような効果は、ココアに含まれるどの成分によるものでしょうか。ピロリ菌の場合と同様にして、O157：H7 増殖抑制効果とココアポリフェノールとの関係について検討しました。しかし興味深いことにピロリ菌の場合と異なり、O157：H7 の場合は各種有機溶媒による画分ではなく、重合度の高いポリフェノールが含まれている残存水層に抗菌効果の活性が残っていました。

そこでポリフェノールを除去するため、ポリフェノールの吸着剤を使ってポリフェノール除去サンプル（ポリフェノールの約80％を除去）を作製し、O157：H7 増殖抑制効果を検討すると、O157：H7 増殖抑制効果はほとんど消失していました。これらの結果から、O157：H7 に対するココアの抗菌効果は、主に重合度の高いポリフェノールによるものと判断しました。

ここまでの話で皆さんは、ほかの細菌ではどうなの？ と思われたかもしれません。確かに、O157：H7 以外にも多くの下痢をひき起こす細菌が知られています。例えば、赤痢菌、サルモネラ、コレラ菌、腸炎ビブリオ、カンピロバクター、エルシニアなどがあげられますが、これらの下痢を引き起こす細菌に対するココアの抗菌効果も、O157：H7 と同様に調べてみました[31]。この結果、これらの菌に対しても、ココア熱水抽出液の濃度が 3.5％で、十分な抗菌活性を有することが明らかになりました。

さて悪玉菌のお話はここまでにして、ヒトの腸内にはビフィズス菌を代表とするいわゆる善玉菌がヒトの健康に対して重要な役割を担っていることがよく知られています。ココア熱水抽出液に含まれるココアポリフェノールは、不思議なことに病原性大腸菌などへの効果とは異なり、ビフィズス菌や乳酸菌に対しては、増殖を促進す

る効果があるとの報告があります[32]。しかも最近の研究では，PBS中のO157：H7およびビフィズス菌に対するココア熱水抽出液の影響を調べたところ，O157：H7に対しては今までの結果と同様に強い抗菌効果が認められましたが，ビフィズス菌の菌数はほとんど減少することのないことが確認されました。この研究結果は，日本農芸化学会2017年度大会で報告されています。

●この研究でご指導いただいた方々●
○ 神谷茂　杏林大学保健学部長（当時・杏林大学医学部感染症学教室教授）

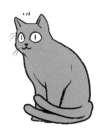

● 文献一覧 ●

1) 亀井優徳, 吉川真理子, 橋爪秀一：ココアの冷え性改善効果. 食の科学 300： 4-13, 2003.

2) 有山愛, 森由佳, 稲野美穂, 灘本知憲：ココア摂取がヒト体表温に及ぼす影響. 日本食品科学工学会誌 56（12）：628-638, 2009.

3) Yamamoto T, Takahashi H, Suzuki K, Hirano A, Kamei M, Goto T, Takahashi N, Kawada T：Theobromine enhances absorption of cacao polyphenol in rats. Biosci Biotechnol Biochem 78（12）：2059-2063, 2014.

4) Kamei M, Nishimura H, Takahashi T, Takahashi N, Inokuchi K, Mato T, Takahashi K：Anti-influenza virus effects of cocoa. J Sci Food Agric 96（4）： 1150-1158, 2016.

5) 間藤卓：ココアの抗インフルエンザウイルス効果. 第16回チョコレート・ココア国際栄養シンポジウム, 2011.

6) 吉田弘法：カカオ・ポリフェノールの摂取がWarm-up効果の持続性に影響. 第18回チョコレート・ココア国際栄養シンポジウム, 2013.

7) 今田隆将, 稲垣宏之, 亀井優徳, 山門實, 吉田弘法：ココア摂取が高齢者におけるウォーミングアップの効果に及ぼす影響；プラセボ対照二重盲検クロスオーバー比較試験. Jpn Pharmacol Ther 46（4）：599-607, 2018.

8) 大久保絢夏, 西村栄作, 伊藤真理子, 亀井優徳, 山門實, 吉田弘法：ココアがウォーミングアップ後の柔軟性に与える影響；プラセボ対照二重盲検クロスオーバー比較試験. Jpn Pharmacol Ther 46（4）：609-618, 2018.

9) 間藤卓：経腸栄養におけるココアの効用；救急医療の現場から. 第5回チョコレート・ココア国際栄養シンポジウム, 1999.

10) 間藤卓：救命救急センターにおけるココアの研究；研究の契機ならびに研究の多様化に関与した臨床医の直感と興味. 第7回チョコレート・ココア国際栄養シンポジウム, 2002.

11) 間藤卓：カカオを臨床や災害の場でより活かすために. 第19回チョコレート・ココア国際栄養シンポジウム, 2014.

12) 杉山和久, 杉谷政則, 稲垣宏之, 西村栄作, 伊藤真理子, 亀井優徳, 間藤卓： カカオ由来リグニンによる便通および便臭改善の検証試験；無作為化二重盲検クロスオーバー試験. Jpn Pharmacol Ther 45（4）：653-662, 2017.

13) Kelsay JL, Goering HK, Behall KM, Prather ES：Effect of fiber from fruits and vegetables on metabolic responses of human subjects；Fiber intakes, fecal excretions, and apparent digestibilities. Am J Clin Nutr 34（9）：1849-1852, 1981.

14) Schedle K, Plitzner C, Ettle T, Zhao L, Domig KJ, Windisch W：Effects of insoluble dietary fibre differing in lignin on performance, gut microbiology, and digestibility in weanling piglets. Archi Anim Nutr 62（2）：141-151,

2008.

15) Suzuki K, Nakagawa K, Miyazawa T, Kato S, Kimura F, Kamei M, Miyazawa T : Oxidative stress during development of alcoholic fatty liver；Therapeutic potential of cacao polyphenol. Biosci Biotechnol Biochem 77（8）: 1792–1794, 2013.

16) Shimouchi A, Nose K, Yamaguchi M, Ishiguro H, Kondo T : Breath hydrogen produced by ingestion of commercial hydrogen water and milk. Biomarker Insights 4 : 27–32, 2009.

17) 稲垣宏之，間藤卓，亀井優徳，澤野誠：ココアによる体内水素産生調節作用. 安定同位体と生体ガス医学応用 9（1）: 11–21, 2017.

18) Mato M, Ookawara S, Aikawa E, Kawasaki K : Studies on fluorescent granular perithelium（F. G. P）of rat cerebral cortex–especially referring to morphological changes in aging. Anat Anz 149（5）: 486–501, 1981.

19) 間藤卓：ココアの老化抑制効果；カカオの高齢者への応用の可能性. 第 9 回チョコレート・ココア国際栄養シンポジウム，2004.

20) Mato T, Kamei M, Ito R, Sawano M, Inokuchi K, Nakata K, Yamaguchi A, Kouki T, Mitsuhashi U, Mato M : Beneficial effects of cocoa in perivascular Mato Cells of cerebral arterioles in SHR–SP（Izm）rats. Clin Biochem Nutr 44（2）: 142–150, 2009.

21) Matsui N, Ito R, Nishimura E, Yoshikawa M, Kato M, Kamei M, Shibata H, Matsumoto I, Abe K, Hashizume S : Ingested cocoa can prevent high–fat diet–induced obesity by regulating the expression of genes for fatty acid metabolism. Nutrition 21（5）: 594–601, 2005.

22) 日本歯周病学会・編：歯周病と全身の健康. 医歯薬出版，東京，2016.

23) Hirao C, Nishimura E, Kamei M, Ohshima T, Maeda N : Antibacterial effects of cocoa on periodontal pathogenic bacteria. J Oral Biosci 52（3）: 283–291, 2010.

24) 前田伸子：ココアは口腔の健康維持に貢献する. 第 10 回チョコレート・ココア国際栄養シンポジウム，2005.

25) Tomofuji T, Ekuni D, Irie K, Azuma T, Endo Y, Tamaki N, Sanbe T, Murakami J, Yamamoto T, Morita M : Preventive effects of a cocoa–enriched diet on gingival oxidative stress in experimental periodontitis. J Periodontol 80（11）: 1799–1808, 2009.

26) 平尾千波，後藤美樹子，池島巌，大島朋子，湯浅茂平，向後生郎，亀井優徳，五味一博，前田伸子，新井高，桃井保子：ココアパウダーの歯面着色除去効果と歯磨剤への応用. 日本歯科保存学雑誌 52（3）: 255–263, 2009.

27) 佐藤進，田口晴彦，山口博之，大崎敬子，高橋俊雄，亀井優徳，橋爪秀一，神谷茂：Helicobacter pylori の増殖および付着・胃内定着に及ぼすココアの効

果．PROGRESS IN MEDICINE 19（5）：1207-1213，1999．

28）亀井優徳，佐藤進，杉山謙吉，橋爪秀一：ココアのヘリコバクターピロリ殺菌
効果および臨床試験．BIO INDUSTRY 18（12）：5-14，2001．

29）伊藤章：分離技術が生み出す機能性食品．化学工学 71（1）：34-36，2007．

30）高橋俊雄，田口晴彦，山口博之，大崎敬子，佐藤進，亀井優徳，橋爪秀一，神
谷茂：カカオマスの腸管出血性大腸 O157：H7 に対する抗菌効果の検討．感
染症学雑誌 73（7）：694-701，1999．

31）神谷茂：ココアに含まれる抗菌物質の分析と下痢原性細菌への効果．第 5 回
チョコレート・ココア国際栄養シンポジウム，1999．

32）Jang S, Sun J, Chen P, Lakshman S, Molokin A, Harnly JM, Vinyard BT, Urban
JF Jr, Davis CD, Solano-Aguilar G：Flavanol-enriched cocoa powder alters
the intestinal microbiota, tissue and fluid metabolite profiles, and intestinal
gene expression in pigs. J Nutr 146（4）：673-680, 2016.

Memo

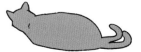

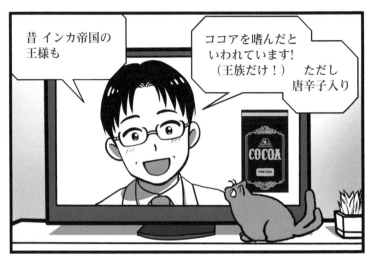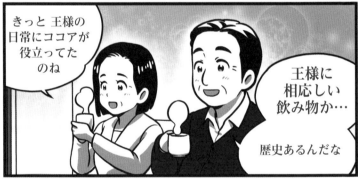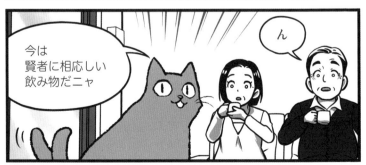

エピローグ

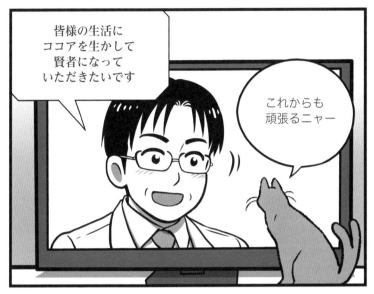

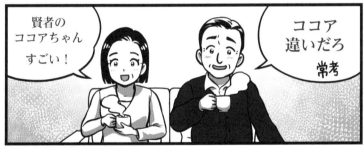

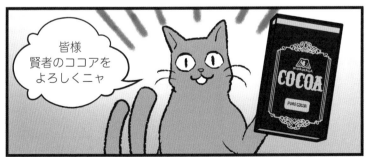

あとがき

　本書は「患者さんがココアやチョコレートを食べたり飲んだりすることが，けがや病気の回復に役立つかもしれない」と，救命救急センターでの診療中にヒントを得て偶然始まった探訪記です。当時カカオのポリフェノールは注目されていましたが未知なことも多く，趣旨をご理解いただいた企業とささやかながら旅を始めたのでした。

　一緒に旅をしてくれた亀井さんには感謝の念に堪えません。いろいろ楽しいことが見つかった気もしますが，カカオには謎が多くまだまだ多くの秘密（セレンディピティ）が隠されているようです。本書に取り上げたなかには，いまだ実験レベルやエビデンスが不十分なものも含まれますが，幸いココアはもともと長年愛されてきた実績があります。「おいしく飲んでいたら，いろいろよいことがあった」「迷ったらとりあえずココア！」というくらいの気持ちで飲みはじめていただければと存じます。

　賢明な読者ならお気づきかもしれませんが，残念ながら一番目の謎が未解決です。それは「なぜあのとき，患者さんはカカオを欲したのか？」です。一応，私なりに仮説はあって，それは「切羽詰まると，ヒトは身体が欲しているものを感知し食べたくなる」というもので，医療の現場ではしばしばそういう"不思議"に遭遇します。いつか研究してみたいと思っていますが，これこそインカの王様が愛飲していた秘密に通じる気がしています。

　最後に，これから人生の成熟期を迎える方々が，ココアと共により実りある生活を送られるよう祈念いたします。

自治医科大学医学部救急医学講座・救命救急センター教授

間　藤　　卓

謝　辞

　堤晴彦先生，井口浩一先生ほか研究のヒントに協力をいただいた埼玉医科大学総合医療センター・高度救命救急センターと自治医科大学医学部救急医学講座，自治医科大学附属病院救命救急センターの皆様，ココアに同じく興味をもち研究に協力してくださった研究者の皆様と森永製菓株式会社にあらためて感謝いたします。森永ココア100周年に合わせるべく無理なスケジュールを承諾していただいたへるす出版の佐藤社長，こしのりょう先生には本当にお世話になりました。

著者略歴

亀井優徳（かめい・まさのり）

　1984年，大阪大学大学院医科学修士課程修了。同年，森永製菓株式会社に入社し，株式会社森永生科学研究所に出向。ヒト型モノクローナル抗体の医療への応用研究を行う。医学博士。

　1998年に森永製菓株式会社研究所に移籍し，食品の機能性研究を開始。ココアの機能性に注目が集まりはじめた時期であり，嗜好飲料としてだけではなく，機能性飲料としての可能性を探索。2017年に退職するまで，一貫してココアの機能性研究に従事。

間藤　卓（まとう・たかし）

　1962年生まれ。幼少よりお古の顕微鏡で植物，昆虫，淡水プランクトンの研究に勤しむ。学生時代は解剖医学者であった父に教えを受け組織学的研究に没頭。医師となり内科，救急医学，集中治療の診療に携わるかたわら，臨床で遭遇する不思議な現象や訴えからヒントを得て臨床研究を続ける。ほか食品の機能性，およびベッドサイドモニターなど医療機器の研究開発・特許取得。病院建築にも造詣。現在は，自治医科大学医学部救急医学講座教授・救命救急センター長。

| JCOPY | 〈(社)出版者著作権管理機構 委託出版物〉 |

本書の無断複写は著作権法上での例外を除き禁じられています。複写される場合は，そのつど事前に，下記の許諾を得てください。
(社)出版者著作権管理機構
TEL. 03-5244-5088　FAX. 03-5244-5089　e-mail：info@jcopy.or.jp

ココアはカラダとココロを温める
賢者の飲み物 12 の秘密

定価（本体価格 1,800 円＋税）

2019 年 12 月 15 日　第 1 版第 1 刷発行

著　者	亀井　優徳
	間藤　卓
発行者	佐藤　枢
発行所	株式会社 へるす出版
	〒164-0001　東京都中野区中野2-2-3
	Tel. 03-3384-8035（販売）　03-3384-8155（編集）
	振替 00180-7-175971
	http://www.herusu-shuppan.co.jp
印刷所	三報社印刷株式会社

©2019, Printed in Japan　　　　　　　　　　　　　　　〈検印省略〉
落丁本，乱丁本はお取り替えいたします
ISBN 978-4-89269-991-7